LE

DENTISTE DU FOYER

CONSEILS AUX MÈRES DE FAMILLE

SUR

LES DEUX DENTITIONS

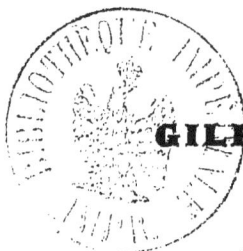

PAR

GILBERT-DUCHESNE

Chirurgien - Dentiste.

SAINT-ÉTIENNE

IMPRIMERIE DE Vᵉ THÉOLIER AÎNÉ ET Cⁱᵉ,

PLACE DE L'HOTEL-DE-VILLE, 13.

1865

AUX

MÈRES DE FAMILLE

En m'adressant aux mères de famille , en plaçant sous leur aimable patronnage ces *Conseils sur la première et la deuxième dentitions,* ne semblé-je pas dévoiler toutes mes intentions et prendre l'engagement tacite de ne considérer, dans cet opuscule, que le côté pratique, vraiment ùtile, de l'art du dentiste ?

Je ne veux, en effet, Mesdames, en vous dédiant ces considérations familières sur les dents, leur formation, les phénomènes de leur éruption, leurs maladies, les soins d'hygiène qu'elles réclament, que vous faciliter une des parties les plus intéressantes des soins domestiques que réclament vos chers enfants. N'attendez pas , en me lisant, un traité technologique de chirurgie dentaire; ne cherchez pas, dans ces modestes pages, des prétentions scientifiques : je n'ai fait et n'ai voulu faire qu'un Manuel élémentaire des affections de la bouche produites par les deux dentitions, Manuel mis à la portée des mères et des nourrices pour qu'elles puissent, dans l'ordre naturel des accidents qui se produisent chez les enfants ou les adultes, en pressentir les causes, en bien comprendre les dangers. Les plus petits soins peuvent souvent prévenir les plus graves maladies ; or, parmi les affections de la bouche, il en est de si promptement terribles que l'Académie de médecine de Paris crut, un jour, le 6 mars 1781, devoir mettre au concours cette question considérable : *Sachant combien de nombreux enfants meurent des suites de la dentition, indiquer les moyens les plus sûrs de les préserver, en nourrice, des accidents auxquels la dentition les expose et d'y remédier lorsqu'ils en sont atteints.*

Et pour ne citer qu'un exemple de l'utilité d'un traité élémentaire de médecine dentaire, qu'il me soit permis de rappeler un fait qui, mieux que toutes les théories, fera comprendre de quel secours est la chirurgie dans divers cas de dentition difficile, et comme il serait à désirer que toutes les mères pussent apprécier l'opportunité de certaines opérations : — Un enfant, c'est un médecin de renom, M. Robert, qui rapporte cette étonnante observation dans son remarquable *Traité des principaux objets de médecine,* un enfant, dit le savant praticien, après avoir beaucoup souffert de la première dentition, tomba dans un état de léthargie tel, que les parents, désolés, le croyant mort, le mirent au suaire. Le docteur Lemonnier, venant par hasard dans la maison, voulut voir le défunt, curieux qu'il était de connaître l'état des alvéoles dans un cas où l'éruption des dents avait été incomplète. Il fit une grande incision sur les gencives et, au moment où il allait poursuivre son examen, quelle fut sa surprise ! l'enfant ouvrit les yeux, étonné, semblant sortir d'un songe. Le docteur, stupéfait, appela au secours; on accourut, les soins se continuèrent, les dents sortirent; le trépassé de tout à l'heure ressuscita et promit de fournir une longue carrière.

Et de pareilles résurrections se sont plusieurs fois renouvelées; mais, à quoi bon y insister, lorsque je ne dois qu'établir pour ceux qui ont charge d'enfants, le besoin impérieux d'un livre élémentaire sur la dentition et les précautions qu'elle exige; lorsque je ne veux qu'éveiller la sollicitude maternelle plus attentive, à l'âge tendre, où les maladies et la mort ont d'autant plus de prises sur les nourriçons, que ces petits êtres, par leur faiblesse naturelle et l'imperfection de leur développement, offrent des proies plus faciles.

Quelque restreint que soit le cadre que j'ai dû m'imposer pour que mes « Conseils » soient accessibles à tous, je me suis appliqué à faire entrer dans ce petit livre toutes les connaissances propres à justifier le titre que je lui donne : Dentiste du foyer.

Je parlerai successivement des dents considérées en elles-mêmes, dans leur structure, leur anatomie; de l'ensemble des faits qui constituent la première et la seconde dentitions; des maladies des dents chez les enfants et les adultes ; des soins que les premiers doivent trouver chez leurs nourrices et les seconds chez leurs parents ; de la pathologie dentaire , surtout des soins de l'hygiène , de cette hygiène continuelle que tous les praticiens considèrent avec juste raison comme la condition essentielle de la santé du corps dans toutes ses parties.

Je ne parlerai pas de médecine proprement dite : je suis d'avis que dans tous les cas s'éloignant des maux causés spécialement par la dentition , il faut s'adresser, non plus au dentiste , mais au docteur en médecine. La responsabilité des accidents , déjà bien lourde pour les praticiens dentistes, le serait bien davantage pour des mères de famille. Il est très difficile d'être un bon dentiste.

Un professeur émérite, Fournier, le disait en ces termes : « Pour être parfait dentiste , il faut être naturellement doué de beaucoup d'adresse et avoir fait les mêmes études pratiques que celui qui veut exercer la chirurgie proprement dite. » Et il continuait, avec autorité, le savant maître : « Lorsque le dentiste n'est qu'un empirique , arrachant les dents, les nettoyant , les plombant , ainsi qu'il l'a vu faire, *il ne mérite ni la qualification de chirurgien, ni celle de dentiste.* »

Mon opuscule, Mesdames, est fait pour corroborer l'idée de M. Fournier ; les arracheurs de dents , menteurs et ignorants , ne sont plus de ce temps. L'odontologie est un art, aujourd'hui ; art minutieusement étudié, classé, affirmé par des travaux auxquels ont pris part les sommités médicales de notre siècle.

C'est donc œuvre sérieuse et de bonne foi que je place sous votre protection ; vous en jugerez. L'accueil que vous réservez à mes humbles *Conseils sur les deux dentitions* me prouvera bientôt si j'ai atteint le but unique que je me suis proposé : être utile sans vergogne ni outrecuidance.

Saint-Etienne (Loire), janvier 1865.

GILBERT-DUCHESNE.

PREMIÈRE PARTIE.

—

ANATOMIE ET PHYSIOLOGIE DES DENTS.

———

I.

EXAMEN GÉNÉRAL DE LA BOUCHE.

Avant d'entrer dans la spécialité qu'indique formelle-
ment le titre de cette brochure, je crois devoir examiner
sommairement *la bouche*, afin de bien faire comprendre à
mes lectrices quelle est l'importance réelle des arcades
dentaires formant une des parois de la cavité buccale ; cette
paroi est si importante, que le travail de dentition qui s'y
opère, à différents âges, change même la forme primitive de
cette entrée, de ce vestibule, si l'on veut me permettre
cette expression, des organes digestifs.

La bouche, située à la partie inférieure de la face, est
circonscrite, en haut, par la *voûte palatine* ; en bas, par
le plan musculeux sur lequel s'étend la *langue* ; en arrière, par une valvule musculeuse et membraneuse qui,
sous le nom de *voile du palais*, prolonge vers la gorge la
voûte palatine, forme avec elle en descendant un angle
très-obtus et sépare la cavité buccale des fosses nasales et

du pharynx ; enfin, en avant et sur les côtés, par les *arcades dentaires*. Celles-ci présentent, outre les dents, les gencives, de même formation que la muqueuse palatine, et dont l'usage est d'unir les dents entr'elles et de les maintenir dans leurs alvéoles.

J'ai avancé tantôt une proposition qui demande certains développements. J'ai dit que les phénomènes successifs des deux dentitions modifiaient sensiblement la forme même de la bouche. En effet, si l'on observe bien la cavité buccale, dès le moment où l'enfant vient au monde, jusqu'à ce que l'éruption dentaire soit complète, plus loin même, après la puberté, après la virilité, jusqu'au temps de vieillesse, de décrépitude, à l'époque de la caducité des dents, on verra ceci : Lorsque la bouche de l'enfant nouveau-né n'est pas encore armée, elle est visiblement moins profonde et plus large ; ce qui s'explique de reste. Les dents, après leur éruption, augmentant la hauteur des gencives, forcent la mâchoire inférieure, la seule mobile, à s'éloigner de la supérieure ; il en résulte une différence dans la hauteur totale de la partie de la face comprise entre le nez et le menton. D'un autre côté, au fur et à mesure que les dents augmentent en nombre, la cavité buccale s'allonge d'autant que les arcades dentaires deviennent plus courbes. Dans la vieillesse, enfin, pour ne pas parler des cas accidentels de perte de dents, quand les mâchoires sont dégarnies, celle d'en bas se rapproche de celle d'en haut et la bouche redevient étroite.

A l'âge de virilité, quand la bouche est parfaite, sa cavité est approximativement ovoïde ; c'est sa forme normale.

II.

DES DENTS.

Les dents, en général, sont des corps durs, plus ou moins composés, et dont les fonctions dans l'économie consistent à retenir, diviser et triturer les aliments. Elles sont secrétées dans les mâchoires ou *os maxillaires* par de petites poches nommées *matrices* des dents. Ces matrices, renfermées dans les alvéoles, forment d'abord le germe, la *pulpe*, vers laquelle se ramifient, à l'infini, des filets nerveux et des vaisseaux capillaires sanguins. La pulpe forme, par condensation de sa substance primitivement gélatineuse, une substance éburnée, un os rudimentaire, qui grossit et, de proche en proche, se moule sur la pulpe et forme la dent que bientôt l'*émail* va recouvrir. L'émail est le vêtement de la partie extérieure des dents, de la *couronne*. Ici doit trouver place une courte digression pour établir que, comme forme achevée, les dents comprennent de leur base à leur sommet trois parties : la *racine*, qui reste emprisonnée dans l'alvéole; la *couronne*, partie visible de la dent sur les gencives, et le *collet*, point intermédiaire entre la couronne et la racine.

Je n'ai pas à m'étendre sur la nature de la racine, c'est un os proprement dit dont je donnerai plus loin, dans un tableau synoptique, l'analyse chimique. Quant à l'émail, c'est une substance particulière plus ou moins dure, dont la dureté, en certains cas, est telle qu'il peut faire feu avec le briquet et dont la composition est parfaite à la sortie complète de la dent.

L'émail est lisse, poli, brillant, sans analogue dans l'économie; il est formé de matières animales, de fluate et surtout de phosphate et de carbonate de chaux. Il est tellement persistant et durable qu'il résiste aux causes les plus puissantes de la destruction des os. Il paraît formé d'une infiltration de la pulpe par la capsule dentaire et compose à la dent une sorte d'enveloppe protectrice qui défie les chocs les plus violents; son épaisseur varie suivant les individus. Chez quelques-uns, il forme la plus grande partie de la masse dentaire extérieure; chez d'autres, il offre une mince couche, un vernis compacte. La couleur de l'émail n'est pas régulière; ainsi, sur la même arcade dentaire, on peut constater des différences de teintes allant du blanc laiteux jusqu'au jaune brun.

La partie osseuse de la dent, son squelette, s'il m'est permis de me servir de cette figure funèbre, a la forme et presque tout le volume de la dent dont elle constitue la *racine*, le *collet* et la partie intérieure de la *couronne*. Elle est percée, en dedans, d'un méat qui, occupant le centre de la couronne, se continue à travers la dent entière en se rétrécissant vers le pivot de la racine, ouvert lui-même. L'os des dents est d'une grande dûreté; on ne découvre dans sa contexture ni vaisseaux, ni cellules médullaires; il paraît contenir du phosphate de chaux en plus grande quantité que les autres os. Voici, du reste, d'après Berzélius, sa décomposition chimique :

Phosphate de chaux............	61,95
Fluate de chaux...............	2,10
Phosphate de magnésie..........	1,05
Carbonate de magnésie..........	5,30
Soude et chlorure de sodium.......	1,40
Cartillages, vaisseaux sanguins....	28,00

Avant de parler des différentes sortes de racines, il est nécessaire que je dise un mot de la *pulpe dentaire* qui en est en quelque sorte la moëlle. Il existe dans l'axe de la dent un méat, sorte de canal capillaire rempli, à l'état frais, d'une sorte de gélatine molle et grisâtre qui n'est autre que la *pulpe dentaire*, substance tellement sensible que c'est par elle qu'on peut distinguer les différences de température de la dent. La pulpe dentaire communique avec le pédicule vasculaire et nerveux qui entre par le pivot ouvert de la racine et met chaque dent en relation avec le système nerveux de la face, de la tête.

Arrivons aux différences de formes et de nombre des racines.

Vous avez entendu parler, Mesdames, des *dents barrées*, des appréhensions que leur avulsion inspire, non-seulement aux malades, mais même à certains opérateurs, qui ne manquent jamais, le cas échéant, d'exagérer les grandes difficultés d'une opération, après tout, très-ordinaire, et qui ne demande, peut-être, qu'un peu plus de circonspection et de prudence que les autres. On appelle *dents barrées* des dents dont les racines multiples sont divergentes ou courbées excentriquement, de façon qu'elles rampent dans l'os maxillaire ou s'y cramponnent à la façon des hameçons. Mais ce n'est là qu'une anomalie. D'ordinaire, les *incisives* et les *canines*, deux mots à vous expliquer tout à l'heure, n'ont qu'une racine, longue, droite, pivotante; les petites *molaires* ont deux racines réunies, droites aussi, et de forme pyramidale; enfin, les grosses molaires ont deux, trois et même quatre racines, tantôt isolées, tantôt réunies deux à deux.

Comme exception à cette règle générale de la forme des racines, je dois citer une singularité que j'ai eu occasion de constater dans mon dispensaire; c'est que les dents, les molaires, plus particulièrement, sont fréquemment adhérentes à la lame externe de l'alvéole; cette adhérence commence au-dessous du *collet* et intéresse, tantôt plus, tantôt moins, la partie de la racine encastrée dans l'alvéole.

Parlons de la disposition des dents dans la bouche, de leur nombre, de leur figure, de leurs proportions et des noms que les anatomistes leur ont donnés.

Les mâchoires complètes sont garnies de trente-deux dents, seize à chacune.

Les quatre dents de devant, mitoyennes, plates et tranchantes, sont appelées *incisives*; elles servent à hacher les aliments; elles sont escortées par deux dents, à peu près cylindriques, aiguës, nommées *canines*, à cause de leur analogie avec les crochets du chien; enfin, dix molaires, cinq de chaque côté, grosses, presque cubiques, inégales sur leur plan supérieur, afin qu'elles puissent broyer les aliments que les canines retiennent et que divisent les incisives.

Il est fort rare que le nombre des dents varie; cependant, la nature a des caprices qui déroutent les plus sûres affirmations de la science. C'est ainsi qu'il arrive de trouver une molaire ou une incisive de plus; mais c'est rare. Ce qui l'est moins, ce sont les rateliers incomplets. Il est des individus, des femmes surtout, qui n'ont pas de dents de sagesse.

Ce n'est pas au moins une épigramme du Créateur?

Que j'avais raison, aimables lectrices, de vous dire, au début de cet opuscule, que l'art du dentiste était désormais affirmé par les sommités de la science médicale. Bichat, le grand physiologiste, l'auteur célèbre du *Traité de la vie et*

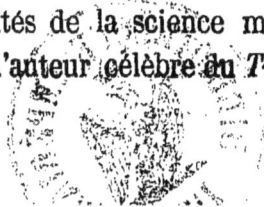

de la mort, a voulu lui-même faire servir ses savantes observations aux progrès de l'odontologie, et c'est à lui que j'emprunte les judicieuses observations qui suivent :

« Les dents, dit Bichat, ont en général une longueur uniforme. Si quelques-unes étaient plus saillantes, on conçoit que les rangées dentaires ne se correspondant plus généralement, la mastication deviendrait difficile : c'est ce qui arrive quelquefois. Elles sont toutes disposées sur le plan de la courbe que forme chaque mâchoire, ou plutôt que chaque arcade alvéolaire représente, de manière qu'elles ne dépassent point leur niveau réciproque. Lorsqu'il y a déviation des dents en avant ou en arrière, la mastication est moins parfaite, parce que le rapport des deux rangées qui se meuvent l'une contre l'autre est moins exact. En général, nous attachons l'idée du beau à une rangée de dents bien uniforme, et cette idée s'allie avec celle de l'utile.

« Les intervalles dentaires sont très petits et même, en général, les dents se touchent par leurs côtés respectifs ; quand ces intervalles augmentent, la mastication devient moins précise. »

III.

ANATOMIE DENTAIRE.

Malgré mes promesses, promesses de dentiste, hélas ! et qui ne faillit pas aux siennes ? Malgré mes promesses de ne pas vous parler le déplorable baragouin de la science, m'y voici cependant bien obligé, Mesdames, si je veux compléter cet aperçu général par quelques notions, même sommaires, sur l'alimentation des dents. Nous voici en pleine névrographie, artériographie, phlébographie, entre les nerfs,

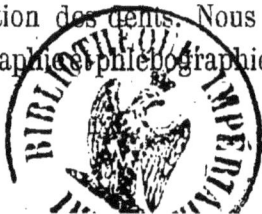

2

les artères et les veines qui fournissent aux dents leur nourriture. Et puisque ma promesse est trahie, pardonnez-le moi
et parlons, aussi succinctement que possible, de ces vilains
nerfs qui, tout en animant les dents, vous causent aussi
tant d'insupportables migraines, celle, entr'autres, que le
vulgaire attribue aux méfaits des canines supérieures qu'il
appelle encore, comme au siècle dernier, *dents de l'œil*.
Nous arriverons, avec les nerfs, aux artères et aux veines,
et, grâces au ciel, nous en aurons fini, une fois pour toutes,
avec le galimatias anatomique dont il ne m'est plus permis
de vous dispenser.

Les nerfs des dents descendent en droite ligne de la
CINQUIÈME PAIRE, nerfs *trifaciaux* ou *trijumeaux*, dont
le siége est situé à la partie postérieure de la tête. Le dentier supérieur est animé par deux rameaux de la deuxième
branche qui, avant de s'introduire dans le canal sous-
orbitaire, prennent les noms compréhensibles, enfin, de
nerfs dentaires postérieurs. Le rameau interne glisse, sous
forme de filet, dans un canal de la paroi du sinus maxillaire
et se met en communication avec le nerf dentaire, pendant
que d'autres, forçant la cloison osseuse de la mâchoire, vont
rejoindre les racines des trois ou quatre dernières molaires.
Est-ce assez clair ?

Pendant ce temps, le rameau externe rejoint lui-même
ces mêmes racines après avoir perforé leurs alvéoles. Le
maxillaire supérieur (le nerf et non l'os de ce nom, bien
entendu), après avoir parcouru aussi le canal sous-orbitaire,
produit, vers l'orifice externe de ce canal, le *nerf dentaire
extérieur*. Celui-ci, après avoir glissé dans une rainure du
sinus maxillaire et communiqué avec un des *dentaires postérieurs*, se distribue aux premières molaires, aux canines,
aux incisives.

Passons à la mâchoire inférieure. Le dentier d'en bas est desservi par la troisième branche de ces *trifaciaux* ou *trijumeaux* dont nous avons déjà parlé. La troisième branche, donc, après avoir partagé plusieurs de ses sous-nerfs aux muscles voisins et à la langue, pénètre dans le canal dentaire inférieur et donne des filets nerveux à toutes les dents.

C'est fini pour les nerfs, parlons des artères.

Les artères des dents marchent concurremment avec leurs nerfs. Celles d'en haut viennent des artères alvéolaires sous-orbitaires ; celles d'en bas de l'artère maxillaire interne. Ces artères, par conséquent, supérieures ou inférieures, dérivent de la carotide externe. Il faut que vous sachiez ici, chères lectrices, qu'à la mâchoire inférieure l'artère dentaire se divise en trois branches : une, très voisine du bord inférieur de l'os, paraît en être le nourricier spécial ; les deux autres se rendent vers les follicules de la première et aussi de la deuxième dentition.

Quant aux veines, elles suivent le trajet direct des artères, hors celle d'en bas, dont le canal particulier est situé au-dessous du canal de l'artère inférieure.

Ces faisceaux de nerf, artères et veines, forment pour chaque dent un cordon enveloppé d'une membrane commune. Si vous vous rendez un compte exact de l'origine et de la connexion des nerfs, artères et veines, vous comprendrez tout de suite les rapports immédiats qui existent entre les dents et les groupes névrologiques et artériologiques, les centres nerveux et artériels de la tête ; vous aurez la raison de ces névralgies temporales, faciales, pariétales, frontales, occipitales, etc., etc., qui, sous le nom générique de céphalalgies, tourmentent si atrocement notre pauvre humanité en général et votre aimable sexe en particulier.

Un mot des *filets nerveux* qui se répartissent entre les

dents de la mâchoire supérieure. Ils proviennent des branches secondaires de la cinquième paire ; leur tronc s'appelle *nerf maxillaire supérieur*. Les filets qui vont vers la mâchoire inférieure ne sont que des ramifications des branches tertiaires de la cinquième paire, dont le nom savant, je vous l'ai dit plus haut, est *trifaciaux* ou *trijumeaux*.

C'est la première ramification de la cinquième branche de la carotide externe qui donne naissance aux artères chargées de nourrir les dents de la mâchoire supérieure et les filets artériels des dents inférieures sont fournies par le second rameau de cette même cinquième branche de la carotide externe.

Pour ce qui est des veines de l'une et l'autre mâchoire, elles se rendent toutes à la jugulaire interne. La jugulaire interne est cette grosse veine, placée de chaque côté du cou, qui devient si saillante au moindre effort ou à la moindre compression.

Vous voyez, Mesdames, que la science a son langage qu'il faut savoir subir pour s'instruire ; un sage l'a dit : « Les fruits sont doux de certains arbres dont les racines sont amères. »

IV.

ÉRUPTION DES DENTS.

Nous allons terminer ces généralités anatomiques et physiologiques de la dent et des dentiers par quelques mots sur l'éruption, ou la sortie de la dent, hors de l'alvéole, à travers les gencives.

A mesure que les arcades dentaires se meublent, que les alvéoles s'emplissent, en deux mots, quand la mâchoire est en train d'organisation et que l'ossification du germe se parfait, la dent ne peut plus être contenue dans l'alvéole dont la cavité se rétrécit et se remplit tout à la fois. La dent, alors, tend à sortir de sa prison trop étroite ; elle vient poindre à l'extérieur et voici comment s'opère, naturellement, le mécanisme de l'éruption : La *couronne*, revêtue de son émail, perce d'abord la portion alvéolaire de la membrane, la gencive et le tissu muqueux qui les revet. C'est l'effet d'une pression graduée, et, très certainement, la conséquence de la structure de la gencive elle-même dont le tissu se détruit par les progrès successifs de l'éruption.

————

Avant d'aborder les phénomènes de la *première dentition*, le sujet qui doit le plus intéresser votre piété maternelle, je crois devoir, Mesdames, compléter cette première partie de mes sincères « Conseils » en vous montrant, dans un tableau, les éléments constitutifs de la matière dentaire et les proportions dans lesquelles ils se combinent ou se réunissent pour former les dents d'enfants, les dents d'adultes, les racines et l'émail :

ÉLÉMENTS CONSTITUTIFS.	1res DENTS.	2mes DENTS.	RACINES.	ÉMAIL.
Phosphate de chaux....	62,00	64,00	58,00	78,00
Carbonate de chaux....	6,00	6,00	4,00	6,00
Cartilage.............	20,00	20,00	28,00	00,00
Eau et pertes.........	00,00	12,00	10,00	16,00

DEUXIÈME PARTIE.

—

PREMIÈRE DENTITION.

———

I.

DE LA NOURRICE.

Les auteurs sont unanimes sur ce point que « *les erreurs commises dans la manière d'élever et d'allaiter les enfants sont les causes les plus préjudiciables à une dentition régulière, normale.* » De là, vous le comprenez, tendres mères de familles, la nécessité sévère de choisir, aux doux fruits de vos entrailles, des nourrices attentivement examinées par un médecin, afin que vous puissiez être bien assurées, avant de leur confier vos enfants, qu'elles remplissent absolument toutes les conditions de santé physique et de quiétude morale que vous êtes en droit d'exiger et que réclament la nature et l'art.

Certes! si toutes les femmes qui conçoivent et amènent à terme le produit de la conception étaient aptes à être nourrices, il est bien peu de mères qui voudraient se soustraire aux soins si aimables de l'allaitement; mais la nature est parfois marâtre, et, en dépit des théories aventureuses de

J.-J. Rousseau, il faut très souvent que la mère abandonne son enfant à des seins mercenaires. Vainement, dans l'héroïsme de son amour maternel, voudrait-elle se dissimuler les dangers qui peuvent résulter pour elle et pour son enfant d'une imprudente tentative d'allaitement ; après quelques jours d'infructueuses et redoutables épreuves, arrive le docteur autorisé, ou la sage-femme vieillie dans la pratique, qui, au nom de la raison et sous peine de mort pour l'enfant ou pour la mère, force celle-ci à renoncer à nourrir.

N'est pas nourrice qui veut.

De là, je le répète, l'obligation pour les parents, pour les mères, à qui sont refusés les plaisirs ineffables du nourrissage de ne prendre, pour suppléantes, que des nourrices dont la constitution réponde parfaitement à la mission délicate dont elle veut se charger.

C'est en effet une mission délicate, une tâche toute de confiance et de bonne foi que d'accepter un enfant étranger, c'est-à-dire de commencer sa vie physique, morale et intellectuelle ; d'en faire un sujet bien portant, déjà bon, déjà intelligent ; de le ravir, pendant un an ou deux, aux caresses, à l'amour de son père et de sa mère. Il faut être bien sûre, nourrices, que, le sevrage accompli, vous ramenez à ses parents impatients un nourrisson plein de santé, souriant, portant déjà en lui, grâce à l'éducation qui a commencé dès le berceau, les germes d'une constitution vigoureuse et les promesses d'un caractère parfait. Car, ne l'oubliez pas, nourrices, vous n'avez pas que du lait à donner à l'enfant qu'on vous confie, vous avez charge d'âme en même temps que charge de corps, et vos leçons familières, vos exemples, surtout, influent, même à votre insu, dès les premiers jours de son existence, sur le naturel aussi bien que sur le tempérament de votre pensionnaire, de votre élève.

Mettez donc tous vos soins les plus minutieux au choix de la nourrice, mères de famille. Qu'elle ne soit pas trop jeune et ne soit pas trop vieille : de vingt à trente ans, une femme est dans les conditions d'âge favorables. Avant tout, qu'elle soit de bonnes mœurs et, si c'est possible, donnez la préférence à celle qui, à moralité et conditions de lactation égales, l'emportera par la beauté des formes physiques. Assurez-vous que son haleine est douce, que son nez est libre et n'a pas de mauvaise odeur. Si le cou est un peu long sur une poitrine large et bien arquée, tant mieux. Du reste, quelle soit brune, blonde ou châtaine, peu importe, à mon avis, quoiqu'un auteur très autorisé, un ancien professeur de Montpellier, croie devoir donner la préférence aux brunes piquantes ou aux blondes cendrées. Veillez à ce que les dents soient saines et propres, les gencives fermes et colorées.

Qui a de mauvaises dents digère mal ; qui digère mal est malade ; or, une nourrice ne doit pas l'être.

Généralement on abandonne à l'accoucheur l'examen des seins. Que ceux-ci soient détachés, fermes, tendres, élastiques, d'une grosseur moyenne, avec des bouts assez sensibles pour qu'à la moindre titillation ils se dressent et deviennent durs. Pour éprouver le lait, mettez-en une goutte sur l'ongle ou une demi-cuillerée dans une assiette blanche que vous inclinerez lentement, prudemment. Si le lait coule vite, sans laisser de trace, il n'est pas suffisamment chargé en crème ; dans le cas contraire, il l'est trop. Le médecin seul saura apprécier si la qualité du lait est convenable à l'enfant et si les éléments qui lui manquent au moment de l'examen peuvent être obtenus par un régime particulier imposé à la nourrice, car il est accepté que le lait retient les qualités des aliments dont on use habituellement et se modifie suivant tel ou tel système gastronomique. C'est ainsi que lorsqu'une nourrice dont le lait a quelques mois (le lait de six semaines à deux mois est le meilleur), prénd un nourrisson nouveau-né, il faut qu'elle change ses habitudes, momentanément, pour que son lait acquière une nouvelle fraîcheur, une nouvelle fluidité. Nos anciens, et cette prescription n'a guère changée, que je sache, se contentaient, pour produire ce résultat, d'une décoction de racine fraîche de chiendent dans laquelle ils faisaient infuser quelques graines d'anis ou d'une décoction de feuilles récentes de scorsonère dans laquelle ils mettaient à macérer des semences écrasées de fenouil. Mais ceci est affaire de conseil à prendre auprès des gens de l'art, de même que le bain, dont certains praticiens, le docteur Maingault, par exemple, proclament l'indispensabilité ; c'est soin de propreté utile, en tous cas.

Mais je m'apperçois que le désir de vous bien conseiller m'a fait empiéter sur une partie de mon sujet qui devait être traité à part sous le titre particulier : *Hygiène de la nourrice, des soins à lui donner*, et je n'ai pas achevé ce que je voulais vous dire relativement au choix de cette femme de confiance intime.

Donc, pour en terminer avec les conditions physiques exigibles, préférez toujours une femme ayant déjà eu un ou plusieurs enfants à une primipare. La nourrice, habituée à l'allaitement, a acquis une expérience que vous pouvez utiliser avantageusement ; puis, ses enfants sont les cautions de ses mérites. D'après certain on-dit, ayant cours, même parmi des médecins, la constitution de la nourrice doit se rapprocher de celle de la mère. Sans doute, si la mère est vigoureuse, sanguine, forte ; mais alors pourquoi ne nourrirait-elle pas son enfant elle-même ? Mais si la mère est débile, lymphatique, molle, ira-t-on choisir une nourrice dans les mêmes conditions mauvaises ? Non. J'aime mieux, dans l'intérêt de vos rejetons, rappeler l'aphorisme populaire : *A maigres gens, grasse pitance.*

Nous n'en avons pas fini sur le choix si important de la nourrice ; car les qualités de constitution et de tempérament ne suffisent pas ; il faut aussi scruter les habitudes domestiques et le naturel qui lui sont particuliers. Je l'ai dit plus haut, ce n'est pas seulement du lait qu'il faut à l'enfant ; dès que ses yeux s'ouvrent à la vie extérieure, dès que son esprit et son cœur sortent des limbes, il faut que le petit être soit réjoui, attiré, intéressé, par les personnes et les choses qu'il trouve à sa portée. Les mœurs de la nourrice ont une très grande influence sur la moralité naissante du nourrisson, son caractère. Une nourrice enjouée, aimable, calmera, sans efforts, par ses sourires, ses chants, ses bonnes paroles, les petites douleurs de l'enfant. Que si, au contraire, celle à qui vous confiez le mystérieux réveil des sens, le premier jeu des organes de votre chère progéniture est triste, maussade ou brusque, violente, croyez que, même dans l'âge le plus tendre, l'exemple du mal et du laid est contagieux ; sans compter les accidents qui peuvent résulter pour le nourrisson des accès de passions ou des excès de sentiments de la nourrice. Un auteur rapporte un fait par lequel je vais terminer ce qui a trait au choix de la nourrice et qui, mieux que toutes les digressions, fera comprendre aux parents l'importance de faire élever leurs enfants dans un milieu honnête, calme, régulier. Une femme irascible, une sorte de Xantippe, la terrible femme de Socrate, dont les colères sont restées proverbiales, eut onze enfants ; elle en allaita dix, tous moururent dans des convulsions. Le onzième fut confié à une nourrice patiente, douce, affectueuse ; il vécut et probablement vit encore.

Règle générale : On ne doit jamais hésiter à renvoyer une nourrice lors même que son lait, étant excellent, son caractère est mauvais, ni garder une nourrice dont les mœurs étant parfaites, le lait diminue et ne peut plus suffire à l'alimentation de l'enfant.

II.

HYGIÈNE DE LA NOURRICE.

Je crois maintenant, Mesdames, au risque de vous paraître prolixe, devoir revenir sur les soins d'hygiène qu'on doit à la nourrice et sur les précautions qu'elle-même doit prendre d'entretenir sa santé dans des conditions qui assurent celle de l'enfant qui lui est confié. Veuillez remarquer que je ne fais pas de digressions à plaisir ; je reste au cœur de mon sujet, en m'attardant ainsi dans les considérations spéciales à la nourrice : *Les erreurs commises dans la manière d'élever et d'allaiter les enfants* sont les *causes les plus préjudiciables* A UNE DENTITION RÉGULIÈRE, NORMALE.

Tous les soins qu'on donne à la nourrice sont importants, car tous se rapportent au maintien de sa santé, à la pureté de son lait ; or, la santé et le lait de la nourrice sont aussi la santé et la nourriture du nourrisson.

Procédons par ordre et méthodiquement.

Ce qu'il faut prévoir, avant tout, c'est que le milieu où la nourrice doit emmener l'enfant nouveau-né soit situé dans un endroit convenable à tous les points de vue de l'hygiène.

Que l'habitation soit disposée de façon à ce qu'aucune mauvaise influence de climat, de température, de voisinage, ne puisse déranger, interrompre ou vicier son existence ordinaire et celle de l'enfant qu'elle allaite. Le séjour de la campagne est toujours préférable. En effet, la plupart des nourrices sont habituées à vivre au grand air, en plein soleil, librement; il serait dangereux de les obliger à changer cette existence naturelle pour les chambres restreintes, sombres, mal aérées de la ville, à passer de la température épurée des champs à l'atmosphère artificielle, souvent impure, des maisons urbaines.

D'un autre côté, il ne faut pas trop se hâter de changer les habitudes de ces femmes, presque toutes accoutumées à une vie active. Qu'elles continuent à se livrer aux détails du ménage, qu'elles prennent de l'exercice; une vie sédentaire pourrait avoir pour elles, dans l'équilibre de leur santé, les plus fâcheuses conséquences.

Qu'on veille surtout à leur sobriété. Vers les derniers mois de l'allaitement, il est constant que la fatigue s'emparant de la nourrice, le lait qu'elle donne est moins pur, moins frais surtout; il est indispensable, alors, de choisir leur alimentation de manière à réparer les forces perdues ou amoindries. Ainsi, les viandes ordinaires de boucherie, la volaille, le gibier à chair blanche, leur conviennent particulièrement. Elles ne doivent pas abuser des condiments, et si elles n'y répugnent pas trop, les légumes constituent pour elles une nourriture très salubre. Les vieux accoucheurs allaient plus loin et insistaient même sur le degré de cuisson du pain qu'elles devaient manger ; ils le voulaient bien pétri, convenablement fermenté et cuit à point.

Surtout, réglez les repas de la nourrice ; ne lui donnez pas de liqueurs fortes, pas même de vin pur. Les fruits bien mûrs ne lui seront pas refusés, mais en revanche supprimez les crudités acidulées, fruits ou légumes, les viandes salées trop faites, trop noires, comme la chair du lièvre qui ne produit qu'un lait séreux.

Il est d'autres soins à donner à la nourrice, des soins de thérapeutique propre ; mais ceux-là le médecin les dirigera et les administrera sciemment.

III.

HYGIÈNE DU NOURRISSON.

— Que les nourrices n'oublient point que la force de leur nourrisson ne dépend pas de la quantité du lait ou d'autre nourriture. Les enfants voraces, tétant sans mesure, à tout instant, jusqu'à regorger le lait, ne deviennent ni plus vigoureux, ni plus gras que ceux dont les repas sont réglés. Ceci est aussi important pour la croissance de l'enfant que les soins de propreté. Ceux-ci doivent être plutôt exagérés que modérés.

— Qu'elles se défient des coutumes routinières entretenues chez les paysans par les commérages de bonnes femmes et dont une des pires consiste à faire croire que le lait ne suffit pas pour le développement du corps du nourrisson. Hors, certains cas, dont le médecin doit rester juge, c'est là une profonde erreur, et les bouillies, les panades, les fécules, les soupes les mieux préparées ne valent pas le lait dont la nature, avec une prévoyance vraiment divine, a tellement combiné les substances élémentaires que l'analyse a révélé ce fait merveilleux d'une surabondance transitoire de phosphate de chaux dans le lait des nourrices au moment où l'assification du squelette en général et des dents en particulier semble l'exiger d'une manière obligatoire.

— Si, lorsque la dentition est commencée, le lait suffit à la nourriture des enfants, que les nourrices se gardent bien de leur donner une autre alimentation. Si cependant, comme on l'a observé dans certains cas exceptionnels, notamment au commencement de ce siècle, à l'hospice des enfants trouvés d'Aix, les enfants éprouvent des difficultés à digérer le lait à l'époque où commence la pousse des dents, du cinquième au sixième mois de leur âge, ordinairement on peut déroger au précepte général de l'alimentation par le lait et donner à l'enfant des crêmes de riz au bouillon gras qui constituent alors un aliment agréable, fortifiant et un remède excellent.

— L'épanchement du lait, fréquemment réitéré dans la cavité buccale du nourrisson, rafraîchit agréablement et utilement les membranes et les muqueuses dont la bouche est tapissée, garnie. Et d'autant qu'à l'époque de la dentition les tissus sont échauffés par le travail d'éruption toujours relativement long et laborieux. Or, le lait est adoucissant par lui-même ; il calme l'état douloureux des gencives, diminue leur tension, prévient leur inflammation et agit comme un préservatif de nombreux accidents. De plus il est émollient, et cette propriété lui permet d'agir sur la chair des gencives qu'il dispose à céder à l'effort des dents en la ramollissant, en en relâchant les fibrilles.

En résumé, nourrices et mères de familles, le lait est un liquide végéto-animal, doux et balsamique, qui doit suffire en général à l'alimentation de vos nourrissons, car sa substance est composée des agents qui forment les muscles, le sang et les os, c'est-à-dire le caseum, le phosphate de fer, le phosphate de chaux, etc.

Le duc de Bourgogne, ce royal baby, à qui certes les nourrices ne devaient pas manquer, — il en eut quatre — ne fut exclusivemeut nourri que de lait jusqu'à l'époque de son sevrage, à quatorze mois. — N'est-ce pas, Mesdames, un exemple à suivre, suffisamment éclatant, que celui du petit-fils de Louis XIV, le roi-soleil, qui avait pris pour devise : « *Je suffirais à plusieurs mondes.* »

IV.

ALLAITEMENT ARTIFICIEL.

Si la Providence, en créant l'enfant, a placé dans le sein même de la femme une alimentation qu'aucune autre ne saurait remplacer, il semble que la nourriture du nouveau-né est toute trouvée et qu'il n'y a qu'à le confier dès sa naissance à sa mère, ou, à défaut de celle-ci, à une autre femme remplissant les conditions nutritives que nous avons énumérées, entr'autres, dans les pages qui précèdent. Il n'en est pas toujours ainsi. Dans certaines conditions particulières, la mère étant incapable de nourrir son enfant, ne veut pas ou ne peut pas le confier à une étrangère et préfère le faire allaiter artificiellement sous sa surveillance.

L'allaitemeut artificiel consiste à remplacer le lait de la femme par celui de telle ou telle femelle d'animal dont les qualités laitifères se rapprochent le plus de celles des nourrices humaines. Il faut donc, avant tout, quand on veut nourrir un enfant au biberon, choisir une espèce de lait qui se rapproche par ses vertus du précieux *colostrum*; ce lait, secrété le premier dans les mamelles de la nourrice, et qui tout à la fois très séreux et légèrement laxatif, convient spécialement aux forces assimilatrices du nourrisson.

J'ouvre ici une parenthèse pour placer une observation que j'abandonne, Mesdames, à vos plus attentives méditations. On ne doit se résoudre à l'allaitement artificiel que dans les cas de la plus absolue nécessité, car nulle nature de lait ne prévaut sur le lait de la femme saine de corps et d'esprit. Du reste, peu de parents, de nos jours, ont recours à ce moyen d'allaitement extra naturel qui n'est guère plus réservé qu'à quelques enfants-trouvés. Les avantages que quelques personnes croient trouver à la nourriture au biberon sont très précaires, si je les compare aux nombreux inconvénients qui peuvent en résulter. Et pour n'en citer qu'un, en passant, avant d'étudier les femelles d'animaux qu'il convient de choisir pour l'allaitement artificiel : qu'une chèvre, une ânesse ou une vache, les trois nourrices les plus communes, ait, en broutant ou paissant le long des haies, mangé les sommités tendres de l'épine-vinette ou les feuilles de la ronce, elles secréteront un lait mauvais, devant occasionner au nourrisson une sorte de gale laiteuse, dont le moindre effet est d'être hideux à voir, sans compter qu'elle occasionne un prurit des plus incommodes.

D'après certains chimistes, le lait qui, par sa composition, se rapproche le plus de celui de la femme est le lait d'ânesse ou de jument; cependant, l'usage a accepté le lait de chèvre ou de vache coupé avec telle ou telle légère décoction que l'homme de l'art est seul apte à désigner.

Les règles générales d'hygiène restent les mêmes dans les deux sortes d'allaitement. Quant à la manière de téter, l'enfant peut indifféremment prendre le lait au pis de l'animal ou du biberon. Cet instrument, dont la forme a été mille fois variée, doit, pour se rapprocher de la perfection, imiter le plus parfaitement possible le téton de la nourrice.

Le biberon-Darbo a une réputation universelle.

V.

PREMIÈRES DENTS.

Je ne crois pas devoir revenir, chères lectrices, sur les phénomènes généraux de formation et d'éruption des dents communs aux deux dentitions. Ce sont toujours les mêmes corps durs, analogues dans leur structure, aux os, aux ongles, aux poils. Je ne vais donc considérer le travail de la première éruption des dents que dans ce qu'il a de particulier.

S'il vous était possible de voir les mâchoires du petit enfant avant que la dentition soit commencée, vous verriez qu'elles sont fermées tout le long de leur bord libre ; qu'elles paraissent homogènes au premier coup-d'œil, mais qu'examinées plus attentivement dans leur intérieur, elles laissent apercevoir une rangée de follicules membraneux, séparés entr'eux et arrangés dans les alvéoles comme les dents auxquelles ils doivent servir de germes.

Au moment de l'éruption, c'est-à-dire du six au septième mois de la naissance, on voit paraître ensemble ou isolément les deux petites incisives de la mâchoire inférieure, bientôt suivies par leurs correspondantes de la mâchoire supérieure. Ce sont les premières dents qui viennent de pousser : c'est joie au logis, n'est-ce pas, tendres mères, que la vue de ces mignonnes quenottes, de ces blanches dents de lait, si bien reçues par les parents de tous les temps, que les anciens Romains les appelaient de noms latins signifiant : *Dents joyeuses, dents riantes.*

Plus tard, un mois, deux mois après, les huit incisives sont au complet. Attendent-elles les canines ou les premières molaires ? Ici, chères lectrices, nous nous trouvons entre Hippocrate et Gallien ; l'un dit oui et l'autre non. Bichat, dans son *Anatomie générale*, dit qu'ordinairement, à la fin de la première année, paraissent les quatre canines ; mais aussitôt son savant annotateur, M. Béclard, déclare que les premières molaires sortent presque toujours avant les canines, et il s'appuie sur l'avis de deux observateurs renommés, MM. Serres et Meckel, qui pensent, eux, que l'éruption des premières molaires a lieu, non pas *presque toujours*, mais *toujours*, avant l'éruption des canines.

Je suis de l'avis de ces Messieurs, Mesdames ; les canines ne font éruption, dans l'ordre naturel des phénomènes de la première dentition, qu'immédiatement avant la sortie des quatre dernières molaires. Les premiers dentiers sont ordinairement complets, c'est-à-dire munis des vingt dents qui les composent, du vingt-quatrième au trentième mois de la naissance.

Tout se passe, ainsi que je viens de vous l'expliquer, le plus souvent, mais non pas toujours, grâce aux caprices de dame nature. On cite divers exemples d'enfants dont l'éruption des premières dents avait précédé la naissance. Louis XIV avait déjà deux incisives quand il vint au monde. Une madame de Neuville ou de la Neuville accoucha d'une fille bien portante, ayant déjà les deux incisives supérieures, dont la sortie fut suivie, trois jours après, de deux autres de chaque côté des premières, ce qui faisait six. Mais le travail de cette éruption précoce et monstrueuse jeta l'enfant dans de telles convulsions qu'elle en mourut. Un auteur latin, Polydore Virgile, qui n'a de commun que le nom avec l'admirable chantre de l'Enéide et des Buccoliques, et dont l'autorité n'est pas néanmoins suspecte en matière d'observations physiologiques, rapporte le fait d'un enfant qui naquit avec six dents.

Ces anomalies ne sont pas les seules, Mesdames; si certains enfants naissent déjà armés de dents, ce qui fait médiocrement rire les nourrices auxquelles on les confie, il y en a chez qui l'éruption des dents est très tardive. Van-Swieten, un grand médecin suédois, cite une fille très saine, forte, dont la première incisive ne parut qu'au dix-neuvième mois. Dans les correspondances étrangères de la *Collection Académique des faits de médecine*, j'ai trouvé qu'une fille était restée naturellement édentée jusqu'à l'âge de treize ans, époque où sortirent les quatre canines, précédant ainsi, par un double phénomène, les incisives et les premières molaires. Parmi les observations d'un célèbre italien, Lanzoni, on trouve que le fils d'un apothicaire n'eut ses premières dents qu'à sept ans et qu'il ne commença à parler qu'à cette époque. Mais il y a bien plus fort que tout cela. On a observé des gens n'ayant jamais eu de dents. Baumes, professeur émérite qui a écrit sur la première dentition des ouvrages très remarquables, signale un huissier de Saint-Gilles, nommé Vaizon, qui était dans ce cas. Dans la médecine antique, on cite un Grec, Phérécratés, qui, lui aussi, n'avait jamais eu de dents. Mais moi-même, à Lyon, dans ma pratique de prothèse dentaire, j'ai eu à placer un double ratelier à une jeune femme de 19 ans, chez qui l'éruption dentaire ne s'était jamais faite à la première ni à la seconde dentition.

À la suite de ces faits extraordinaires se placent deux

questions intéressantes, les voici : Y a-t-il plusieurs germes des dents ? Ces germes peuvent-ils être viciés dans leur origine ? L'expérience a répondu affirmativement pour la première question. Un enfant de douze mois, ayant les huit incisives et les quatre premières molaires, fut atteint de petite vérole et si horriblement défiguré, qu'une partie du menton, les lèvres, les gencives et le bout du nez tombèrent en complète décomposition. Des soins lui furent prodigués, toutes les parties mortifiées se régénérèrent, la figure se rétablit au point d'être très supportable et les dents de la première dentition repoussèrent aussi saines, aussi fortes que celles qui étaient tombées six mois auparavant.

Du reste, cet exemple d'une double éruption des dents de lait n'est pas le seul qu'on puisse citer. J'ai vu moi-même, dans le département de la Loire, un enfant de sept ans chez qui les incisives ont repoussé deux fois sans nullement nuire à la deuxième dentition qui eut lieu un an après.

La seconde question a, comme la première, trouvé sa solution dans la pratique. Des anatomistes ont remarqué, et leurs premières expériences ont plus d'un siècle de date, que l'émail de quelques dents de l'une ou l'autre dentition, offre des vices de conformation dont la cause doit remonter à certains vices originels ou accidentels des germes. Tantôt c'est une piqûre, tantôt une érosion, quelquefois c'est une sorte de bourrelet formé par la substance osseuse qui interrompt la couche émaillée et présente un cordon jaunâtre.

Ces principes de la pluralité et de la maladie des germes étant posés, j'ai hâte de vous rassurer, Mesdames, sur les dangers de ces vices originels de la pulpe dentaire. En tout état de choses, il est constant que les dents primitives d'un enfant né de parents sains, dont la grossesse de la mère n'aura amené aucune perturbation dans la santé du fœtus et qui, de plus, aura été convenablement allaité, il est constant, dis-je, que les premières dents de cet enfant seront sans défauts. Mais si l'enfant, né de parents bien constitués, a été confié à une mauvaise nourrice, son tempérament constitutif sera altéré et quand même le bord supérieur de ses dents serait d'un bel émail, il se manifestera bientôt au-dessous, en ligne horizontale, des rainures ou des inégalités de couleur brune, certificat triste et certain des humeurs mauvaises de la nourrice.

Que si les dents de lait ont un émail pâteux, si elles sont recouvertes d'une crasse noirâtre, vous pouvez hardiment inférer que les parents étaient mal sains et préjuger que les dents seront promptement altérées par une sorte de carie dangereuse, dite carie humide. Les parents sont-ils seulement faibles ou délicats de complexion, les premières dents des enfants qui naîtront d'eux seront seulement disposées à la carie sèche, peu redoutable, et dont les premiers indices se trouvent dans la couleur bleuâtre de l'émail. De même, si le père et la mère ou la nourrice sont enclins à l'usage excessif du vin ou des liqueurs alcooliques, leur intempérance sera trahie par les dents de lait, fêlées dans le sens de la longueur, noires au collet, montrant un émail sec et grisâtre, dents hésitantes dans leurs gencives molles et rubiacées.

VI.

CONSEILS AUX NOURRICES.

Les nourrices doivent redoubler de vigilance au moment de la dentition de leurs nourrissons, c'est convenu. Mais encore faut-il que cette vigilance soit raisonnée et raisonnable, et non pas inspirée par des routines et des coutumes sinon malfaisantes, tout au moins ridicules. De ce nombre est celle qui consiste à entourer le cou des enfants de certaines amulettes, telles que colliers de racine de pivoine, de valériane, etc.; sachets de musc ou de camphre, peau de taupe placées sur la tête, etc., etc. Les commères de campagne ont toute une série de pratiques de cette force, magiques moyens prophylactiques empruntés aux sorciers d'une autre époque, et perpétués chez nos contemporains par l'ignorance et la superstition.

Il ne faut point non plus abuser du hochet, et j'entends surtout qu'il ne faut pas le mettre de trop bonne heure entre les mains des enfants. Il est certain que ceux-ci, tourmentés par la démangeaison douloureuse des muqueuses gengivales, portent avidement dans leur bouche et serrent avec leurs gencives, dès que la dentition s'annonce, tout ce qu'on met entre leurs mains. Si le hochet est de verre, de porcelaine, d'ivoire, d'argent, n'importe, il ne peut, en appuyant ainsi, que rendre les gencives calleuses et plus résistantes par conséquent à la dent qui tend à les percer. A la veille même de l'éruption des dents, le hochet peut être employé utilement : à ce moment, les gencives sont déjà amincies, très tendues et cèdent plus facilement à la double pression des dents et du hochet. — La coutume de frictionner les gencives des enfants avec les doigts est conseillée par les auteurs et justifiée par l'expérience, si l'on a soin de les frotter d'abord avec du miel fin, du sirop de guimauve ou telle autre substance émolliente ou mucilagineuse qu'on voudra employer, telle que la décoction concentrée de racine de guimauve ou de graines de lin. — On donne aussi à mâcher utilement, aux nourrissons, un morceau de racine de guimauve pelée et séchée.

Il nous faut bien parler un peu du maillot, de la manière d'habiller les petits enfants et surtout revenir, car on ne saurait trop y insister, sur les soins de propreté que réclame l'enfant pendant la première période dentaire. Entre l'eau chaude et l'eau froide, tour à tour préconisées par les accoucheurs et les sages-femmes, il y a un terme moyen tout trouvé, c'est l'eau tiède. Les bains d'eau tiède ont une action des plus salutaires. Baignez dans l'eau tiède, dit Baumes, déjà cité, un enfant dont la peau est sèche ou ardente, dont le ventre est constipé, et vous voyez presque aussitôt ses petits membres s'assouplir, le ventre se relâcher, tout le corps reprendre une douce température. Est-ce à dire que les lavages froids doivent être souverainement proscrits ? Non ; ni même les lavages chauds. Ceux-ci sont même indispensables en certains cas, comme par exemple lorsque le *méconium* desséché sous l'enfant s'est tellement attaché dans les plis des cuisses, que le lavage à l'eau tiède ne peut plus l'enlever. Quant aux lavages froids, ils s'emploient favorablement pour les enfants d'une constitution médiocre, ils sont toniques et légèrement excitants.

Le maillot. — Des livres entiers ont été faits sur les avantages et les inconvénients du maillot et leurs auteurs sont allés parfois d'une extrémité à l'autre dans leurs appréciations. Ce qu'il y a de bien certain, d'unanime, de perpétuel, d'universel, c'est que les avantages qu'offre l'emploi du maillot et les inconvénients qu'il peut avoir se balancent parfaitement, principalement si l'on considère judicieusement les différences de climat et celles de tempérament. Il est de toute évidence que les enfants élevés sous la zône torride ne doivent pas être emmaillottés ni tenus aussi chaudement dans leurs langes que ceux qui sont nourris non-seulement sous la zône septentrionale, mais même dans nos contrées tempérées. En France, le maillot a été d'un usage trop général pour que je conseille aux nourrices d'y renoncer. Qu'il nuise un peu aux mouvements du nourrisson, c'est incontestable, mais il tient les enfants dans un état égal de température, il prévient les suites des refroidissements qui ne manqueraient pas d'arriver chez des sujets qui se mouillent à tout instant de leur urine et transpirent copieusement et constamment. D'un autre côté, le maillot prudemment serré contient les chairs et, en faisant obstacle à la distension du tissu cellulaire, prévient les accidents qui pourraient en résulter.

Je n'ai parlé qu'incidemment, chères lectrices, du sevrage et de l'époque à laquelle il doit avoir lieu. Cette question est trop importante à la santé de vos enfants pour que j'hésite à revenir sur ce sujet. Je ne reparlerai des qualités physiques du lait si bien appropriées par la nature à l'alimentation et même à la thérapeutique des enfants autrement que pour appeler l'attention des nourrices, sur cette règle inviolable, qu'il n'appartient qu'au médecin de décider à quelle époque, sous le rapport de la dentition, on doit sevrer tel ou tel enfant.

Certaines nourrices redoutent de sevrer leurs nourrissons pendant qu'ils « font leurs dents. » Elles ont le plus souvent raison ; car, de même qu'on estime que le lait est la meilleure nourriture pour l'enfant tant qu'il n'a pas de dents, de même ne faut-il l'en priver que lorsqu'il a tous les instruments nécessaires pour retenir, déchirer et broyer des aliments solides. C'est de logique élémentaire. Mais ici, non plus qu'ailleurs, il ne saurait y avoir une règle sans exception. Dans certains cas, on aiderait singulièrement le travail de l'éruption et on épargnerait aux enfants à la mamelle de grandes douleurs si, lorsque la dentition est laborieuse par suite de causes extérieures, par exemple, de chaleur trop forte, ou d'irritation excessive des nerfs, on employait un régime plus lénitif, plus rafraîchissant que le lait lui-même. Dans le cas contraire, c'est-à-dire quand la dentition est languissante, souvent par suite de la faiblesse constitutive du sujet ou d'atonie, on modifierait ce régime en sens contraire.

Pendant le travail de dernière formation et d'éruption des dents, les enfants grandissent beaucoup ; les phénomènes de croissance se combinant avec ceux de la dentition, il en résulte forcément une double cause de dérangement dans l'économie, des fièvres, des spasmes, des convulsions. C'est et ce doit être toujours l'affaire de l'homme de l'art, seul juge, absolument, des remèdes que réclame chacune de ces affections.

Le phénomène de la croissance n'est pas le seul qui suive le travail de la dentition ; on a remarqué que le développement des forces phoniques, c'est-à-dire des organes de la voix, de la parole, est concurrent des progrès dentaires. J'ai tantôt cité, parmi les anomalies qui peuvent se présenter dans l'âge naturel de la première dentition, l'exemple d'un enfant, le fils d'un pharmacien d'Italie, dont la langue ne « se délia », pour me servir d'une manière vulgaire de parler, qu'à l'âge de sept ans, c'est-à-dire au moment même où ses premières dents sortirent. Dans la pratique, je rencontre tous les jours des enfants qui parlent distinctement à deux ans, avant même, et d'autres qui bégaient encore à trois ans, à quatre ans ; or, j'ai toujours observé qu'il y avait concomitance entre ces phénomènes phoniques et ceux de la dentition. Certains observateurs vont plus loin et font dépendre l'éveil de la conception, de la mémoire et des autres facultés intellectuelles de la perfection des premiers dentiers enfantins.

Tableau synoptique de l'éruption des premières dents.

4 incisives centrales....	du 5ᵐᵉ au 10ᵐᵉ mois.
4 incisives latérales....	du 9ᵐᵉ au 14ᵐᵉ »
4 premières molaires...	du 14ᵐᵉ au 20ᵐᵉ »
4 canines	du 20ᵐᵉ au 30ᵐᵉ »
4 dernières molaires....	du 24ᵐᵉ au 36ᵐᵉ »

C'est vers la septième année que commence la chute des dents de lait. Elle se fait suivant l'ordre de leur éruption : les incisives tombent d'abord, puis les premières molaires, puis enfin les canines. Les quatre dernières molaires, celles qui poussent de la sixième à la septième année, sont persistantes.

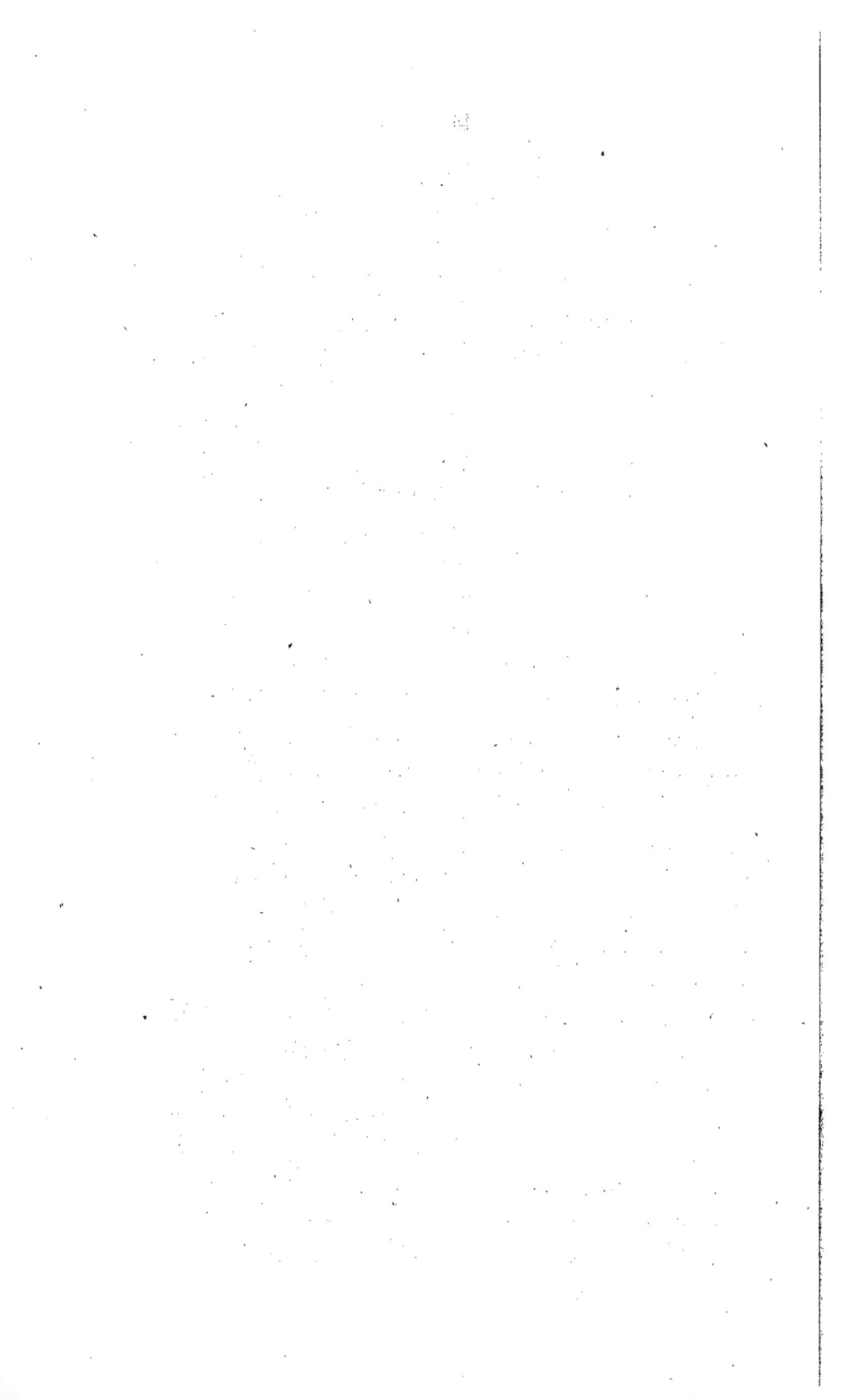

TROISIÈME PARTIE.

—

DEUXIÈME DENTITION.

———

I.

PHÉNOMÈNES D'ÉRUPTION DES SECONDES DENTS.

Ainsi que je l'ai dit en terminant le chapitre précédent, c'est ordinairement entre la sixième et la septième année de la naissance qu'a lieu la chute des dents temporaires. De même que les phénomènes d'éruption diffèrent pour la seconde dentition, de même la formation et la structure des dents permanentes offrent certains détails différents sur lesquels il est bon de nous arrêter un instant. Je ne veux pas seulement constater que les premières sont de moindre durée que les secondes ; mais avec un des savants annotateurs de Bichat, F. Blaudin, permettez-moi, Mesdames, de vous signaler une observation qu'il vous est facile de faire vous-mêmes : c'est que les dents de lait sont plus blanches, de formes plus arrondies, et que leurs couronnes sont plus globuleuses que les dents et les couronnes des dents qui doivent les remplacer. Enfin, les deux molaires renouvelables sont de *grosses molaires,* tandis que celles qui les remplacent, lors de la deuxième dentition, sont véritablement de *petites molaires*. Quant à la substance rudimentaire, elle paraît être la même.

La seconde dentition commence entre six et sept ans, je le répète, afin d'avoir occasion de réfuter certaines opinions produites par des théoriciens fort autorisés sans doute, par leurs importants travaux, mais qui n'avaient pas été à même, vraisemblablement, d'appuyer leurs assertions sur une pratique constante et attentive. Donc, ce n'est pas de quatre à cinq ans, comme l'écrit l'illustre Bichat, comme le prétendent après lui MM. Béclard et Blaudin ; ce n'est pas de cinq à six ans, comme l'expose M. Schange, qu'a lieu le remplacement des dents caduques, c'est vers la septième année, tantôt avant, tantôt après ; la différence ordinaire s'estime par trimestre ou semestre.

Voici comment a lieu le travail de deuxième dentition. On a longtemps cru que les premières dents sont chassées par les secondes ; cette erreur a eu son temps ; les dents perma- nentes sont formées dans des alvéoles nouveaux et distincts, et presque toujours les incisives et les canines de remplace- ment sont situées en dedans des incisives et des canines tem- poraires. Si l'on suit le phénomène d'éruption des secondes dents, on peut remarquer qu'à mesure que celles-ci font des progrès de croissance, leurs devancières s'ébranlent, leurs racines se détruisent ; bientôt elles ont disparu, il n'en reste plus que le collet, et le moindre effort de la nature suffit pour faire sortir leurs remplaçantes.

Mais alors les dents du second âge ont donc un germe particulier ? Rien n'est moins douteux, chères lectrices, et ce germe ne se forme pas spontanément ; il est visible, même avant la naissance, à sept ou huit mois de la vie du fœtus. L'ossification de la pulpe de la première incisive et de la première molaire de deuxième dentition a lieu du sixième au huitième mois de la naissance, c'est-à-dire au moment de l'éruption des canines centrales de première dentition. Donc, les premières et les secondes dents n'ont pas de germe commun ; il y a, pour les dernières, des alvéoles propres qui se forment pendant que les anciens se détruisent.

Le renouvellement des incisives n'est généralement complet que vers l'âge de neuf ou dix ans. Après un temps d'arrêt, dont la nature se réserve la mesure incertaine, paraît la première molaire de remplacement, puis la canine, enfin la deuxième molaire. Il est une remarque à faire à l'égard de ces deux secondes molaires, c'est qu'elles sont moins fortes que celles auxquelles elles succèdent : au contraire, les incisives et les canines de seconde dentition sont plus volumineuses, plus larges que celles de la première. De dix ans à douze se montrent les secondes grosses molaires, et de dix-huit à vingt-cinq a lieu l'éruption des *dents de sagesse*, dernières molaires dont la formation a été considérée par les auteurs comme une *troisième dentition*. Celles-ci, je l'ai dit déjà, font souvent défaut.

A propos de la *troisième dentition*, et pour en finir avec elle, je dois vous faire connaître, Mesdames, certaines anomalies qui se produisent chez des personnes très âgées, rarement c'est vrai, mais qui, plus souvent répétées, constitueraient, bien mieux que l'éruption des *dents de sagesse*, une véritable *troisième dentition*. Il est arrivé que des vieillards de soixante-dix ans ont été surpris par l'éruption inattendue de dents dont le nombre est tellement variable que Hunter, célèbre médecin anglais, cite un cas de dentition complète. Le plus souvent, dans cette exception bizarre, le nombre des dents tardives est de une à quatre. Il semble, dit Hunter, que dans ces cas étranges, la nature fait un effort pour renouveler la vie prête à s'éteindre.

Mais revenons à la seconde dentition proprement dite. Lorsque l'éruption des dents permanentes est parfaite, les arcs osseux, les mâchoires, où le travail a eu lieu, en portent des traces visibles en prenant un développement proportionnel au nombre des dents et à leur volume. Ainsi les incisives primitives, par exemple, qui à deux ans se touchaient par leurs bords, sont à sept ans séparées par des intervalles qui parfois dépassent un millimètre ; il en résulte tout naturellement un plus grand écartement des arcades dentaires.

II.

ARRANGEMENT DES DENTS.

Il y a deux périodes dans le travail d'arrangement des dents. La première comprend l'arrangement des dents antérieures ; il a lieu d'avant en arrière, suivant l'ordre d'éruptiou et tend à pousser dans cette direction les dents postérieures. La deuxième période, plus longue, se place vers l'âge de douze à quatorze ans, à l'époque où apparaissent les deuxièmes grosses molaires. Dans l'effort qu'elles font pour se placer, elles agissent d'arrière en avant contre la première molaire permanente qu'elles poussent vers la symphyse en la faisant profiter de l'espace laissé libre par la canine. On comprend dès-lors que si l'on a eu raison d'avancer, que l'arc alvéolaire qui loge les six dents temporaires de chaque côté n'a pas plus d'étendue chez l'adulte que chez l'enfant après l'accomplissement de la deuxième dentition, on a eu tort de soutenir que l'étendue de cet arc ne se modifie pas. Je soutiens, avec M. Richelot, qu'à une certaine époque les dentiers présentent un accroissement de longueur. D'ailleurs, si les mâchoires étaient immobiles et incapables de croissance, comment l'arrangement des incisives et des canines secondaires, dont le volume dépasse constamment celui de leurs devanciers, pourrait-il jamais s'effectuer régulièrement ?

L'arrangement des dents n'est pas toujours régulier, il s'en faut. Ainsi, lorsque les deux mâchoires ou une seule, l'inférieure surtout, ne sont pas assez développées pour que les dents s'y placent verticalement par rapport à leur axe, elles prennent une direction oblique, non-seulement désagréable à la vue, mais qui gêne singulièrement l'éruption des dents voisines. Celles-ci, trouvant leur place usurpée, sortent en chevauchant, se jettent ou de côté, ou en dehors, ou en dedans, gênant à leur tour leurs voisines, y exerçant une pression dont il est facile d'apprécier les moindres inconvénients. Dans ce cas, Mesdames, il n'y a pas à hésiter ; il faut en référer, sans retard, au chirurgien dentiste, qui jugera s'il est possible de redresser les dents mal venues, ou s'il n'y a qu'à procéder à leur avulsion.

La même nécessité absolue de recourir à l'homme de l'art se retrouve dans d'autres cas ; lorsque, par exemple, les racines de dents temporaires des premières dents, ne se détruisant pas naturellement, les dents qui succèdent se trouvent empêchées dans leur évolution. Il ne faut pas que la tendresse mal entendue des parents fasse différer, dans ce cas, une opération indispensable. Vainement espèrent-ils que la dent tombera d'elle-même. La dent permanente continue son travail d'éruption sans cesse, malgré les difficultés et un moment arrive où leur direction est tellement mauvaise qu'il n'est plus possible d'y remédier. Les opérations d'avulsion ou de redressement des dents n'offrent aucun danger, faites en temps utile. Vos enfants n'ont rien à redouter d'un dentiste expérimenté, prudent, habile, mères de famille. Faites-donc taire les excès de votre sollicitude, lorsqu'il s'agit de soigner les dents de vos enfants; souvenez-vous qu'aucune époque de la vie ne demande plus de soins que celle de la seconde dentition; prenez pour habitude, du reste, de faire visiter souvent leur bouche; car le travail de remplacement des dents de lait et les phénomènes qu'il produit ne sont pas uniformes et très souvent diffèrent absolument entre tous les enfants d'une même famille.

Les effets de la seconde dentition sont évidemment plus rares sur la santé que ceux de la dentition de lait : le sujet, au début du travail, a déjà un certain âge, partant, une plus grande force ; sa constitution est établie et ses organes sont plus capables de résister à l'action morbide de la seconde éruption dentaire. Cependant, même jusqu'à la sortie des dents de sagesse, de vingt à trente ans, parfois plus tôt, parfois plus tard, de nombreux accidents se produisent : douleurs d'oreille, angines, phlogoses, céphalalgies, etc., etc., etc. Mais ceci doit être l'objet d'un chapitre spécial de cet opuscule, la *pathologie dentaire*, dont les développements élémentaires vont trouver place dans la IVe PARTIE.

Tableau synoptique de l'éruption des secondes dents.

Les quatre premières molaires et les deux incisives médianes supérieures..........	de 6 à 8 ans.
4 incisives médianes supérieures	de 7 à 9 »
4 incisives latérales.....................	de 8 à 10 »
4 premières petites molaires...............	de 9 à 11 »
4 canines	de 10 à 12 »
4 secondes petites molaires...............	de 12 à 13 »
4 secondes grosses molaires...............	de 13 à 14 »

QUATRIÈME PARTIE.

—

PATHOLOGIE, THÉRAPEUTIQUE, CHIRURGIE DENTAIRES.

———

I.

NOSOLOGIE.

Nous voici arrivés, Mesdames, à la quatrième partie de notre travail. Après avoir résumé, dans ce qui précède, les notions indispensables d'anatomie et de physiologie dentaires, décrit les phénomènes des deux dentitions ; insisté sur les soins que réclament les enfants en nourrice, il ne me reste plus qu'à vous présenter quelques éléments de médecine qui sont, ici, indispensables, pour que l'œuvre que j'ai l'honneur de vous offrir justifie pleinement son titre : DENTISTE DU FOYER. Je m'efforcerai d'être clair et précis ; clair dans les termes que je dépouillerai autant que possible du fatras étymologique dont on a souvent dû les habiller ; précis dans les faits que je ramènerai toujours à la pratique acquise et certifiée. Cette dernière partie sera subdivisée en sept sections, comprenant la pathologie, la thérapeutique, la chirurgie, etc.

La pathologie comprend la nature et les causes des maladies ; la thérapeutique est l'art de guérir par les remèdes et la chirurgie est la science des opérations. Car vous le savez, trop, peut-être, les dents, les gencives, les mâchoires, comme toutes les parties du corps, sont sujettes à des affections nombreuses que les auteurs ont divisées en diverses classes dont les principales peuvent être ramenées, dans leurs causes, à la carie, à l'invasion du tartre, à l'action des nerfs.

Je ne voudrais pas vous épouvanter par une nomenclature pathologique complète. Cependant, pour que cet opuscule puisse être accueilli par tous, je crois devoir vous faire connaître les affections ordinaires de la bouche, des gencives, des dents. Ce sont : l'*odontalgie* ou mal de dents proprement dit, les *épulies*, les *parulies*, les *fluxions*, le *scorbut des gencives,* le *muguet,* etc., pour les parties molles ; l'*usure*, l'*entamure,* la *fracture*, l'*érosion*, la *décomposition*, la *décoloration* des dents, la *consomption* des racines, l'*exostose*, la *mort sénile*, etc., pour les parties dures, osseuses, éburnées ou émaillées.

Et ce n'est pas tout, chères lectrices, avant ces affections spéciales dont la pensée seule donne chair de poule, il y a dans la pathologie dentaire un groupe d'accidents qui bien plus encore doivent allarmer votre tendresse maternelle ; ce sont ceux qui résultent du travail particulier de la première dentition et menacent d'autant les sujets qu'ils atteignent que les forces vitales, l'imperfection du tempérament et la faiblesse naturelle de la constitution des enfants à la mamelle ne permettent pas toujours une résistance organique en rapport avec l'intensité du mal. Mais ne vous désespérez pas, tendres mères, de ces menaces que je semble accumuler à plaisir sur les fruits chéris de vos entrailles.

Peut-être ne voulé-je que surexciter votre vigilance ; car, disons-le à l'orgueil de l'art médical, dont les progrès sont un objet d'émulation pour tous les médecins du monde civilisé, le diagnostic et la thérapeutique des maladies des enfants sont pleins de certitude aujourd'hui. Je dois consacrer un chapitre spécial à ces affections du premier âge. Mais avant, il est indispensable que je suive dans leurs causes leurs effets, les moyens de les prévenir ou de les guérir, les affections qui se rapportent à la carie, à l'invasion du tartre, à l'action des nerfs.

II.

CARIE DES DENTS.

La carie des dents est la plus commune des maladies qui affectent les parties dures du dentier et celle qui demande le plus de soin de la part du dentiste. Autrefois, toute dent cariée était condamnée davance à l'avulsion ; aujourd'hui, grâces au ciel, il n'en est plus ainsi, et les progrès de la chimie pharmaceutique permettent de remplacer le plus souvent le terrible crochet que vous redoutez tant, Mesdames, par des lotions prophylactiques, des poudres et des élixirs dentifrices dont l'effet est parfaitement assuré.

La carie, d'après une grave autorité contemporaine, est formée par une dégénérescence, une décomposition de la substance dure de la dent. Elle forme une nouvelle substance infectante qu'on aperçoit d'abord à l'extérieur du ratelier et qui pourrait bien être contagieuse, quoi qu'en aient dit quelques auteurs, notamment Hunter et T. Bell. — « Dans l'excavation produite par la carie, dit M. G. Richelot, il existe presque toujours une crasse fétide, jaunâtre ou brune, qui, mise en contact avec le papier de tournesol, le rougit immédiatement. » — Or, je veux ajouter : Cette substance, qui agit sur le papier de tournesol comme les acides, est donc corrosive à n'importe quel degré ; partant, elle doit agir, comme tous les corrodants, sur les parties osseuses, composées de sels de chaux : fluate, phosphate ; de sels magnésiens : phosphate, carbonate, etc., etc. Son action doit donc être destructive. Donc, enfin, comment ne pas admettre que deux dents mises en contact par un point carié ne participeront pas simultanément, ou l'une après l'autre et bientôt tout le dentier, à la contagion, à la corrosion, à la destruction graduelle ?

Quoiqu'il en soit, la carie a sa raison d'être dans la dent elle-même ; elle n'a pour cause ni lésion extérieure, ni sécrétion dissolvante ; car on peut remarquer, dans les dents où la carie n'a pas encore pénétré profondément, qu'à partir de la tache noire extérieure il existe une altération de tissu qui s'étend jusqu'à la cavité dentaire, au méat pulpeux, en devenant graduellement de moins en moins prononcée. Il y a huit espèces de carie et toutes doivent, dès leur manifestation, être l'objet de soins attentifs, spéciaux, dont la direction doit être abandonnée à l'homme de l'art.

Les principales causes internes de la carie sont la texture faible et molle des dents chez les sujets lymphatiques. Elles paraissent alors d'un blanc mat, d'un bleu terne, ou bien, chez d'autres sujets, piquetées, érosées, tachées. Les causes de la carie tiennent aussi, et très souvent, à la constitution vicieuse, au tempérament naturellement morbide. Y sont principalement sujets : les scrofuleux, syphilitiques, goutteux, scorbutiques et les personnes affectées d'inflammations aiguës ou chroniques des voies digestives, respiratoires ou circulatoires.

La carie peut aussi dépendre de causes externes : les chocs, les chutes, les commotions, les contre-coups, les contusions de toutes sortes ; le contact de l'air froid qui produit aussi des phlegmasies des tissus musculeux, membraneux ou muqueux que vous connaissez, bien sûr, sous leur vilain nom de fluxions ; l'emploi des acides, l'habitude de passer en mangeant, et sans transition, des aliments chauds aux boissons glacées ; le trop grand rapprochement des dents entr'elles, l'usage de certains médicaments minéraux, tels que le mercure ou l'iode, le séjour dans les lieux humides, enfin le manque de soins de propreté.

La thérapeutique de la carie est et ne peut être qu'éminemment rationnelle ; c'est-à-dire qu'avant tout, pour en arrêter les effets, on doit en suspendre la marche. La difficulté est d'appliquer à chaque espèce le remède qui lui convient et de ne pas traiter, par exemple, la *carie diruptive*, la cinquième espèce, dont on a raison ordinairement par la lime, comme la *carie perforante*, troisième espèce, qu'on ne peut guérir, ou interrompre, qu'en plombant la dent dont elle s'est emparée. Vous comprenez, Mesdames, dans cet état de choses, avec les difficultés de diagnostic et de thérapeutique qu'il entraîne, que j'avais bien raison de renvoyer aux dentistes toutes les dents cariées.

La carie agit sur les dents comme les ulcères sur les chairs.

III.

LE TARTRE.

Le tartre est cet enduit, ce limon, cette crasse dont la couleur est tantôt jaune, grise, verdâtre, blanche, rougeâtre, brune ou noire, qui se remarque à la base gengivale des dents. C'est une concrétion qui n'est pas sans analogie avec les secrétions salivaires et dont les éléments chimiques rappellent la texture des os, sauf que les différents sels ou oxydes dont se composent le tartre, d'après M. Vauquelin, sont liés par une espèce de matière animale, une sorte d'humeur, de mucosité. En résumé, le tartre dentaire, quelle que soit sa formation, envahit les dents avec une facilité excessive ; il enveloppe d'abord le collet, s'accumule entre l'émail et la racine, et finit par pénétrer jusqu'à celle-ci dans la cavité alviolaire qu'il ne tarde pas à détruire.

Après la carie, l'invasion des dents par le tartre est une des causes les plus fréquentes de leur chute. C'est une affection d'autant plus grave qu'il n'est pas rare de voir des personnes qui en ont négligé l'enlèvement avoir bientôt toute leur denture recouverte de ce limon incommode, puant et malsain, et, si bien et si complètement recouverte que chaque arcade dentaire semble ne former qu'une seule pièce.

Le tempérament a beaucoup d'influence sur la nature et la quantité du tartre ; chez les sujets vigoureux, sanguin, il est compacte, pierreux, peu abondant, et, chez les lymphatiques, il est mou, terreux et secrété abondamment.

On a remarqué que le limon secrété au moment de leur agonie, par les phthisiques au troisième degré, se durcit et passe du gris jaunâtre au brun noir ; il est friable, et M. Paul Gresset, qui a analysé cette espèce de ciment, a trouvé *qu'il a beaucoup d'analogie avec le tartre des dents*. Avais-je tort de dire que le tartre est malsain ?

Quoiqu'il en soit, les inconvénients de l'invasion du tartre sont trop réels, trop multipliés, pour que l'on ne comprenne pas combien il importe d'en prévenir la formation. Ici encore, comme pour la carie, la nécessité de recourir à un dentiste adroit ; l'opération du nettoyage des rateliers tartreux, est une des plus délicates, une de celles qui exigent le plus de soin. Il faut que l'opérateur connaisse parfaitement la différence qui existe entre le tissu naturel de la dent et la matière qui s'est déposée dessus ; il faut qu'il mette autant d'attention à conserver la dent qu'à la nettoyer. J'ai vu beaucoup de personnes dont les dents avaient été tout à fait perdues par un nettoyage maladroit.

Quand la couche tartreuse est encore peu épaisse, on peut recourir à des frictions qu'on peut faire soi-même ; mais encore faut-il consulter le dentiste sur la poudre ou la liqueur dentifrices qu'on doit employer. Les acides doivent être sévèrement proscrits, car, en dissolvant le tartre, ils détruiraient l'émail et le corps osseux de la dent, sans compter qu'ils produiraient le plus souvent une phlogose très douloureuse des gencives.

IV.

NÉVRALGIES MAXILLO-DENTAIRES.

Il est une maladie des mâchoires qui réagit, au moyen des nerfs, par les conduits artériologiques et nerveux, sur les dents, au point qu'il semble qu'elles soient des affections purement dentaires, bien que leur point de départ soit dans un point névropathique des masses maxillaires. Ces maladies ont reçu le nom générique de *névralgies dentaires*, bien qu'en réalité elles ont leurs centres morbides dans les nerfs, les artères ou les veines dont, à si grand peine, lectrices attentives, je vous ai fait une monographie succincte dans la première partie, chapitre II, de cet opuscule.

« Comme une simple douleur ne démontre rien, dit
« Hunter, on soupçonne souvent une dent d'être invisible-
« ment altérée et on en fait l'extraction. Néanmoins, la
« douleur persiste, avec cette différence qu'elle semble
« maintenant siéger dans la racine de la dent voisine. Le
« malade ou quelquefois l'opérateur suppose alors qu'on n'a
« point arraché la dent malade, et, dans cette idée, on ar-
« rache également celle qui paraît être le siége actuel de la
« douleur, mais sans un meilleur résultat. J'ai vu des cas
« de ce genre dans lesquels on avait extrait toutes les dents
« du côté affecté et la douleur persistait dans la mâchoire.
« D'autrefois, cette pratique a eu un effet différent : la sen-
« sation douloureuse est devenue plus diffuse et a enfin at-
« taqué le côté correspondant de la langue. Dans le premier
« cas, j'ai vu recommander de faire une incision sur la

« mâchoire, et même de la perforer et de la cautériser ;
« mais ces moyens ont été sans effet.

« Il paraîtrait, d'après cela, que la douleur en question
« ne provient d'aucune maladie locale, mais que c'est une
« affection entièrement nerveuse. »

Le célèbre praticien que je viens de faire parler corrobo-
rait, Mesdames, aux premiers jours de la science chirurgi-
cale dentaire, ce que je vous disais moi-même en vous par-
lant de ces terribles migraines attribuées à certains méfaits
des *dents de l'œil*, comme d'aucuns disent encore.

La pression d'un corps quelconque sur un filet nerveux
produit ce *tic douloureux*, ces élancements aigus et con-
tinus qui constituent ce que je crois sagement appeler *névralgies maxillo-dentaires*. Il est donc possible qu'une accumulation accidentelle de matière osseuse à l'extrémité alvéolaire d'une dent, la présence d'une dent morte, un *chicot*,
enfin toute cause analogue puisse occasionner une douleur
névralgique des mâchoires qu'on peut prendre à première observation pour une maladie particulière de la dent. M. Th. Bell
a vu dans sa longue pratique un cas de névralgie maxillaire
dans lequel tous les remèdes employés ordinairement n'a-
vaient produit aucun résultat.

« Ayant appris que la douleur existait depuis l'extraction
« d'une dent, dit-il, j'examinai avec soin la partie et je dé-
« couvris, sous le bord de la gencive, une petite pointe
« osseuse appartenant à la boîte alvéolaire. En touchant ce
« fragment d'os on excitait, à l'instant, le paroxysme dou-
« loureux. Je fis l'extraction de cette pointe osseuse, et la
« guérison fut complète et presque instantanée. »

Ce fait ne prouve-t-il pas à la fois que la cause la plus légère en apparence peut produire des douleurs atroces ; — on
cite même des cas de tétanos, — et combien est grande la né

cessité d'un examen très attentif de la bouche, par un homme expérimenté, dans les cas de névralgies maxillo-dentaires comme dans ceux de carie, etc. Pourquoi donc hésiter à consulter le dentiste ? est-ce négligence, est-ce incurie, peur? Dans cet examen, Mesdames, il n'y a aucune douleur à redouter et les plus graves conséquences à éviter : réfléchissez, et, désormais, vous n'hésiterez ni pour vous ni pour les vôtres.

V.

MALADIES DU PREMIER AGE.

Les principaux accidents résultants de la première dentition sont : l'*hémorrhagie*, le *vomissement*, la *diarrhée*, les *tranchées*, les *convulsions*, la *constipation*, la *salivation*, les *achores*, la *toux*, la *fièvre dentaire*, le *muguet*, les *éruptions* ou *feux de dents*, l'*ophthalmie*, etc., etc., etc.

Je vais reprendre, une à une, ces diverses affections au point de vue de la pathologie, en indiquant sommairement la thérapeutique préventive, celle qui est sans danger, en attendant le médecin.

L'*hémorrhagie* a rarement des effets inquiétants et le plus souvent on peut la méconnaître, l'enfant avalant le sang épanché. On ne doit pas non plus se trop préoccuper des *vomissements* qui se montreraient seuls, ce qui est fort rare. Pour la *diarrhée* ou *cholérine dentaire*, c'est différent. Bien qu'Hippocrate l'ait regardée comme d'un bon augure, le docteur Trousseau la considère comme dangereuse dans la plupart des cas, et conclut à ce que les efforts du médecin doivent tendre à la supprimer par tous les moyens thérapeutiques en usage. Du reste, il y a pour les mères et les nourrices nécessité sévère de recourir à l'homme de l'art dès l'apparition du flux diarrhétique : la mort peut résulter de sa plus ou moins grande abondance.

Les *tranchées* ne sont pas spécialement propres aux enfants qui poussent leurs dents ; elles sont le plus souvent la suite de mauvaises digestions ou dépendent d'une disposition particulière du système nerveux, et leur fréquence est trop connue pour que je n'insiste pas sur la rapidité des soins que réclame cette affection, une des plus douloureuses de celles qui sévissent contre les enfants à la mamelle.

Bien que toutes les convulsions ne soient pas résultantes de la dentition, il est à remarquer que lorsqu'elles se produisent pendant le travail d'éruption des dents, elles doivent être l'objet d'un traitement d'autant plus prompt et plus énergique qu'elles affaiblissent considérablement le système nerveux et disposent aux surexcitations cérébrales. En tout état, elles s'annoncent par une sorte d'irritation générale et de fréquents soubresauts dans tous les membres ; elles sont plus ou moins étendues : quelquefois, elles sont bornées aux muscles des yeux qui tantôt s'agitent dans l'orbite, tantôt semblent vouloir se cacher sous la paupière supérieure de manière à ne laisser voir que le *blanc*. Hunter a vu, dans un cas, le poignet et les doigts convulsés exclusivement ; une dentition laborieuse était l'unique cause de ce phénomène pathologique, ce qui fût facile à démontrer. En effet, ce célèbre chirurgien ayant incisé la gencive, vit immédiatement cesser tous les accidents ; ils reparurent, il est vrai, mais une nouvelle incision les fit disparaître complètement.

Lorsque les convulsions se manifestent dans la *fièvre den-*

taire, dont je vous parlerai bientôt, elles doivent inspirer les plus sérieuses craintes. « Les enfants en dentition, dit Hippocrate, qui paraissent tranquilles et jouir d'un profond sommeil, sont fortement menacés de convulsions. »

La *constipation*, dit Baumes, est redoutable pour les enfants qui font leurs dents. Il faut donc mettre tout en œuvre pour la combattre et la faire cesser.

La *salivation* n'est point un mauvais symptôme; on doit l'entretenir, au contraire, car le flux salivaire est favorable à la dentition et ne pourrait être nuisible que par sa durée ou sa quantité excessive. Il faut donc exciter et entretenir la salivation toutes les fois qu'elle paraîtrait vouloir cesser. En cas de cessation du flux salivaire, en effet, les glandes qui le secrètent se tuméfient, s'engorgent; elles deviennent douloureuses en se congestant; de là, chaleur et sécheresse de la bouche, céphalalgie, maux de la gorge et des oreilles, rougeur du visage, bouffissure des yeux, soif ardente et la fièvre.

Les *achores* ou *croûte laiteuse*, dans le langage vulgaire, constituent une maladie de la peau bien connue des nourrices; elles attaquent communément les enfants en allaitement, vers l'âge de six à quinze mois. Elles attaquent sous forme de croutes le front, les joues, le menton, jusqu'aux oreilles, et même des observateurs en ont constaté la présence sur toutes les parties du corps sans exception. Un des symptômes de cette maladie se trouve dans l'urine qui exhale une odeur semblable à l'odeur du pissat de chat. Il existe de nombreux exemples des suites funestes de l'éruption achoreuse, et, sitôt qu'elle paraît, il faut appeler le docteur.

Depuis Hunter, presque tous les praticiens ont signalé une *toux* opiniâtre accompagnant le travail de la dentition lorsqu'il est laborieux; le célèbre médecin anglais la comparaît à la coqueluche; mais les observateurs qui l'ont suivi, Grimm, notamment, lui donnent le nom de *toux convulsive*; on l'a vue durer deux mois et plus. Cette affection, qui déjà rend l'éruption des dents difficile et tardive, a d'autres et de bien plus graves inconvénients; elle excite le sang et les humeurs à se congester vers la tête, elle affaiblit la poitrine, rend les poumons susceptibles d'engorgement, affaiblit les organes de la digestion et peut ainsi produire les troubles les plus radicaux dans toute l'économie. Il y a une toux ordinaire, nerveuse, dépendant de l'irritation, de la douleur, de la phlogose, des gencives. Mais celle-ci, qui souvent résiste aux moyens les plus actifs de la thérapeutique, cesse ordinairement d'elle-même quand l'éruption dentaire est parachevée.

La *fièvre dentaire* ou *fièvre de dentition* accompagne ordinairement le travail de sortie des dents; très-souvent elle reste dans de telles limites qu'on ne saurait la regarder comme un état morbide. D'autres fois, surtout quand la phlogose des gencives est très intense, très douloureuse, — lors de l'éruption des molaires, le plus souvent, — la fièvre prend un caractère de gravité qui doit être l'objet de soins immédiats. On en reconnaît l'approche si l'inappétence est complète, la soif vive, le caractère très irritable; s'il y a insomnie ou, au contraire, somnolence prolongée; si la peau est chaude, la face rouge, les yeux très animés ou bien excessivement soporeux; enfin, si les urines sont peu abondantes, rouges et épaisses.

La membrane muqueuse qui tapisse l'intérieur de la bouche est soumise à une affection connue sous le nom générique de *maladie aphteuse*; le *muguet* en est un genre. Il consiste dans une éruption qui se fait sur tout ou partie de la cavité buccale, de petits points blanchâtres, tuberculeux, plus ou moins gros et plus ou moins nombreux. On a appelé autrefois cette affection *éruption miliaire des enfants*. Elle se manifeste indifféremment, soit quelques jours après la naissance, soit plus tard ; mais généralement elle s'attaque aux enfants débiles. Du reste, le *muguet*, *millet* ou *blanchet*, constitue une des maladies des voies digestives le plus attentivement observées depuis le commencement de ce siècle; et son diagnostic, sa pathologie et sa thérapeutique sont du ressort exclusif de la médecine. On doit, dès que cette affection se déclare, recourir à l'homme de l'art.

Il arrive quelquefois qu'à l'époque de la dentition les enfants sont atteints d'éruptions faciales, connues sous la dénomination de *feux des dents*. Elles sont rarement dangereuses. A la même période du travail dentaire se montre quelquefois l'*ophtalmie*. C'est presque toujours la sortie des canines, ayant des rapports plus intimes que les autres dents avec les filets du maxillaire supérieur, qui donne lieu à cet accident dont le traitement est des plus faciles.

Pour en finir avec les affections du premier âge, je dois ajouter, après Valleix, que Hunter a cité, un *écoulement purulent de l'urêthre* chez un garçon et un flux de même nature, chez une fille, à l'époque de la première dentition. Ces cas sont fort rares, et, comme du reste, toutes les affections du premier âge, du ressort de la médecine proprement dite pour leur pathologie et leur thérapeutique.

VI.

MALADIES DU SECOND AGE DENTIFÈRE.

Par *maladies du second âge*, je n'entends pas seulement les affections exclusivement propres aux dents. Pour que cet opuscule puisse offrir un traité sommaire de l'art du dentiste, je dois parler quelque peu, n'est-ce pas, chères patronnes, des accidents morbides affectant les tissus muqueux, membraneux et musculeux qui se trouvent dans la cavité buccale; mais j'insisterai d'autant moins sur ces accidents que le plus souvent ils dépendent des trois grandes affections qui constituent les divisions générales de la pathologie dentaire : carie, tartre, névralgies. D'un autre côté, je suis d'avis que le dentiste consciencieux et redoutant toute intrusion téméraire doit en abandonner, sauf des cas très rares, la nosophraphie et le traitement au docteur en médecine.

Voici, dans leur ordre, les principales maladies du second âge dentifère :

L'*odontalgie*, d'après tous les dentistes, est un genre particulier de douleur qu'on peut regarder avec raison comme la plus pénible et la plus fréquente des affections qui atteignent les dents à tous les âges. Tantôt l'odontalgie est occasionnée par une maladie spéciale du nerf, de la partie osseuse, de l'émail lui-mêmo; tantôt elle est produite par la carie, une lésion quelconque de l'alvéole; en un mot, elle n'a pas de cause propre et le praticien peut seul juger si le principe du mal doit être rapporté aux causes intérieures ou extérieures.

L'*odontite*, ou inflammation de la pulpe dentaire, est plus fréquente chez les adultes que chez les enfants, et attaque surtout les dents cariées. C'est une des formes habituelles de l'odontalgie qui est caractérisée par une douleur aiguë, d'autant plus sensible qu'on percute plus fortement les côtés de la dent. Cette affection, qui d'abord semble limitée, ne tarde pas à s'étendre aux mâchoires, aux gencives, et devient pulsative. Sans vouloir empiéter, je crois devoir faire déjà cette observation, que l'extraction de la dent malade est le remède le plus ordinaire, et qu'à l'examen, alors, elle offre les caractères constants d'une violente inflammation, de la suppuration souvent, et souvent encore, de la gangrène de la pulpe.

Quand l'orifice du canal dentaire est dilaté extraordinairement ou seulement ouvert par une cause quelconque, il n'est pas rare que la pulpe dentaire se tuméfie, devient plus consistante, se rubéfie ou bien extravase sous forme de bourrelet écarlate, circonscrit par les bords du trou dentaire qui lui a livré passage. C'est là ce qu'on appelle la *fongosité de la pulpe dentaire.*

Cette affection est douloureuse. Il n'en est pas toujours ainsi de l'*ossification* de la pulpe dentaire qui, dans certains cas, est un véritable bienfait de la nature. La pulpe d'une dent usée s'ossifie d'ordinaire dans le voisinage de la table qui ferme encore le canal de la dent, et, devenant adhérente à cette table, en augmente l'épaisseur.

Je ne dois pas m'étendre beaucoup sur les *névroses;* des livres ont été publiés par milliers sur ce sujet, et c'est affaire du praticien de rechercher et trouver si ces affections nerveuses ont oui ou non des rapports avec les dents au moment où la douleur se produit. Ce que je tiens à constater à propos des affections nerveuses des mâchoires ou des dents, c'est que dans bien des occasions qui s'offrent tous les jours, les répercutions névralgiques des dents ont lieu entre des dents correspondantes, soit de la même rangée, soit de la rangée opposée. Ainsi, qu'un malade, dit Bichat, ait une dent quelconque, la première grosse molaire supérieure gauche, par exemple, plus ou moins cariée, elle le fait souffrir de temps à autre. Or, chaque fois que cette douleur reviendra, la première molaire supérieure du côté droit sera douloureuse quoiqu'intacte. Cette mystérieuse relation des dents symétriques entr'elles constitue un des phénomènes de sympathie névropathique.

Il est une maladie des dents, dit Hunter, moins commune que les autres et résultant d'une altération très remarquable, c'est ce qu'on appelle dans la pratique : *dénudation des dents*. Cette affection se manifeste par la destruction de l'émail à la surface externe de la dent, près de l'arcade gengivale. A mesure que cette destruction s'étend, la portion osseuse se trouve de plus en plus découverte, ce qui établit une différence notoire entre cette maladie et la *carie*, dont je vous ai déjà entretenues. Dans le cas de dénudation, la substance osseuse se détruit comme l'émail.

Un compatriote de Hunter, Thomas Bell, annotateur du célèbre chirurgien de Glascow, paraît avoir observé le premier une maladie analogue à l'exostose de la racine, sorte de *spina ventosa*, dans laquelle le corps de la dent restant sain, la tuméfaction de la racine est considérable. Cette affection a pour cause, d'après M. Bell, un dépôt de matière osseuse qui se fait autour de la racine et résulte certainement d'une inflammation du périoste.

Sous le titre général de *phlogoses* des gencives, il faut comprendre la plupart des ulcères dentaires, les fluxions, les aphtes dont j'ai parlé à propos des accidents du premier âge, en citant le muguet qui en est une manifestation ; les phlegmons, les fistules, les abcès des gencives, ceux des joues, appelés aussi *parulies*, sont faciles à reconnaître.

Les phlogoses qui s'ouvrent à travers la gencive se manifestent par une petite élévation située entre l'arcade de la gencive et l'insertion de la lèvre. Si l'on comprime la gencive à côté de cette élévation, on en fait ordinairement sortir un peu de pus. Les parulies se présentent plus fréquemment à la mâchoire supérieure qu'à l'inférieure, et ont rarement pour siége les dents de devant de la mâchoire inférieure.

Pour terminer cette partie très utile de mon travail, je dois vous parler de quelques affections bien connues : le *scorbut*, la *gangrène*, les *épulies*, les *adhérences* des gencives et des joues, etc.

C'est par les gencives que commence le *scorbut*. Elles deviennent épaisses, très sensibles, livides, quelquefois noires et saignant facilement. Il est bien entendu que nous ne parlons pas du *scorbut des marins*, qui s'étend à toute l'économie, mais bien du scorbut spécial de la bouche qui paraît n'en être qu'une forme particulièrement déterminée, limitée.

Voici, d'après M. Maury, la nosographie de cette maladie, purement locale dans son principe : « Souvent, dit-il, elle incommode à peine ceux qui en sont affectés, mais elle est susceptible d'avoir les conséquences les plus funestes si elle est négligée. Elle se manifeste par la mollesse, la lividité, le gonflement des gencives, qui deviennent saignantes au moindre attouchement. Ce gonflement apparaît alors sur les portions qui occupent les intervalles des dents, et il s'y forme des fongosités dont la surface s'excorie facilement ; quelquefois l'inflammation s'en empare, et produit des ulcérations qui détruisent une partie des gencives de manière à mettre les dents à découvert. Il s'établit alors une suppuration entre les gencives et les alvéoles, qu'une matière purulente, glatineuse et de mauvaise odeur détruit quelquefois en entier en fusant le long des dents. Celles-ci deviennent vacillantes et tombent au bout d'un certain temps. Tantôt le mal n'affecte qu'une petite portion de gencives, et tantôt il porte ses ravages sur les deux mâchoires à la fois. Le plus souvent, néanmoins, la maladie se borne à une petite étendue de ces organes, comme nous l'avons dit plus haut, et elle ne cause aux individus qui en sont atteints qu'une incommodité légère. On la voit rester dans cet état pendant des années entières.

» Cette suppuration reconnaît ordinairement pour causes l'extrême malpropreté des dents, le gonflement des gencives, suite d'une plénitude des vaisseaux : on la voit survenir chez les hommes de trente-six à quarante ans ; les femmes mal réglées ou qui ont cessé de l'être, chez les sujets d'un tempérament lymphatique, chez les mélancoliques, les pituiteux, les individus qui habitent les endroits humides et malsains, ou qui ont été exposés à la suppression de quelque flux périodique ou à la répercussion de quelque maladie cutanée. »

Pour guérir cette affection morbide des gencives, il est urgent de s'adresser à un praticien sérieux qui, par des soins appropriés et bien entendus, remédiera promptement à cet état de choses toujours dangereux.

Une maladie singulière des gencives consiste dans un épaississement de la gencive. Il se forme alors en un point une tumeur dure et calleuse qui ressemble à une excroissance. C'est ce qu'on appelle *engorgement calleux des gencives*.

La *gangrène* ou *pourriture* des gencives attaque quel-

quefois les enfants, mais c'est surtout chez les adultes qu'on
en peut suivre les effets désastreux. Causés le plus souvent
par les influences malsaines de l'air et la mauvaise nourriture, cette affection est aussi pernicieuse dans sa nature que
redoutable dans ses effets. Elle augmente avec une rapidité
effroyable, et ses symptômes ont plus d'un rapport avec
ceux du scorbut des gencives.

On appelle *épulies* certains tubercules charnus qui se
forment sur les gencives. Il y en a deux espèces : les uns
qui ne causent aucune douleur et les autres qui, au contraire, tourmentent les malades de la façon la plus terrible.
Les causes différentes de l'épulie en ont fait établir cinq va-
riétés. L'épulie en général est d'un rouge pâle, inégale à sa
surface ; elle paraît recouverte d'une membrane mince et
lisse, et porte un pédicule plus ou moins marqué. Le volume
ordinaire est plus ou moins considérable ; elles varient de la
grosseur d'une petite noisette à celle d'un œuf de pigeon,
et, molles chez certains sujets, elles sont dures chez d'autres. Dans ces deux derniers cas, c'est-à-dire quand ces ex-
croissances sont grosses et fermes, non-seulement elles dis-
tendent et défigurent la bouche, mais empêchent la mastication et gênent l'usage de la parole.

Dans certains cas, on remarque une certaine adhérence
des gencives avec les joues. Cette anomalie, très rarement
congéniale, presque toujours acquise, est ordinairement occasionnée par une ulcération quelconque des gencives ou
des joues ; les fistules gengivales, le phlegmon, les abcès, les
ulcères peuvent y donner lieu, et de l'inflammation adhésive
des gencives excoriées avec la joue peut, on le comprend,
résulter une adhérence, une soudure, tantôt partielle, tantôt
générale.

Les maladies qui suivent intéressent plus particulièrement que celles qui précèdent les parties dures des dents.

Vous comprenez, Mesdames, qu'en tête des maladies qui atteignent l'os ou l'émail des dents, je place cette affection trop naturelle et dont le temps se rendrait seul coupable, si des causes fortuites ne lui venaient pas en aide, je veux parler de l'*usure* des dents. Au nombre des causes accidentelles de l'usure des dents, on trouve l'action chimique de certains aliments acides, le frottement ; l'emploi des poudres dentifrices mal ou incomplètement porphyrisées, des brosses trop dures, l'usage des pipes de terre pour les fumeurs, etc., etc., etc. Les enfants nerveux, pendant leur sommeil, éprouvent habituellement des mouvements convulsifs qui, déterminant le frottement des mâchoires opposées, active l'usure des dents.

La *fracture* des dents n'a pas besoin d'être expliquée dans ses effets non plus que l'*entamure* et l'*érosion*. Celle-ci est plus particulière à la couronne et paraît tenir à une disposition morbide spéciale de l'émail qui montre alors, au début de l'érosion, des taches ou des piqûres, ou, enfin, dans la variété la plus inquiétante, des cavités, des sinuosités, des enfoncements tellement profonds que parfois ils communiquent avec la pulpe dentaire.

L'entamure est une petite fracture.

La *décomposition* de l'émail ne constitue pas, à proprement parler, une maladie spéciale ; c'est plutôt un commencement de carie très difficile à détruire, mais dont on vient à bout, cependant, au moyen, soit de la cautérisation, soit de la lime. La *décoloration* des dents est le résultat ordinaire d'une maladie constitutionnelle, native ou accidentelle, et cesse habituellement avec cette maladie. Si cependant la décoloration se manifeste à l'âge de virilité parfaite, il est à craindre qu'elle dure tout le reste de la vie.

La consomption des racines, sauf exception, se produit chez les individus de quarante à cinquante ans, bilieux de tempérament et surtout chez les femmes à *l'âge critique*. Cette affection appelle toute l'attention du dentiste ; car, si elle n'est pas prise à temps dans ses accidents, elle peut s'étendre non-seulement à toute une arcade, mais encore se propager sur le bord alvéolaire des deux mâchoires ; en un mot, envahir tout le système dentaire.

L'exostose en général est une tumeur osseuse contre nature qui s'élève sur la surface de l'os. L'exostose des dents n'affecte que leur racine : l'avulsion est le moyen presque unique d'en avoir raison ; cependant, au début de la maladie, on peut combattre la douleur par des topiques émollients ou narcotiques, des saignées locales, des révulsifs, etc.

Il ne me reste plus, Mesdames, qu'à traiter sommairement de la *mort sénile* des dents pour en avoir fini avec la pathologie dentaire.

La chute des dents a lieu à un âge plus ou moins avancé de la vie, cela dépend des accidents et des constitutions ; on a vu des vieillards de 80 ans, et même davantage, emporter en mourant toutes leurs dents, comme il y en a d'autres qui n'en ont plus à l'âge de 60 à 70 ; de certains les perdent même avant cet âge.

Ce phénomène s'accomplit de cette manière : le canal de la racine et la cavité du corps vont toujours en se rétrécissant ; ils finissent enfin par s'oblitérer. Alors le sang, ne pénétrant plus dans la dent, les nerfs n'y portant plus leur influence, elle meurt et tombe.

Cette mort paraît aussi déterminée, par l'accumulation dans la substance osseuse, d'une très grande quantité de phosphate calcaire, qui y devient tellement prédominant sur la gélatine, que le principe de vie est entièrement étouffé; en sorte que, sous ce rapport, la chute des dents présente un phénomène analogue à celui de la chute des cornes des herbivores, de l'enveloppe calcaire des crustacés, etc.

Les mâchoires dépourvues de dents chez les vieillards se resserrent; les alvéoles s'effacent; le tissu des gencives se raffermit plus ou moins, et la mastication continue avec plus ou moins de peine. Dans ce changement de conformation, le bord alvéolaire se rejette en arrière, de là la saillie du menton en devant; il diminue en hauteur, de là le rapprochement de cette partie près du nez, phénomène qui tient aussi spécialement à l'absence des dents.

Il est facile de deviner que la thérapeutique dentaire est à peu près impuissante contre la mort vénile des dents : l'art ne peut rien contre le temps.

———

Voici, à peu près complet, un traité sommaire de pathologie dentaire. Vous avez dû remarquer, en effet, Mesdames, que tous les accidents morbides s'y trouvent relatés depuis ceux qui s'attaquent aux nouveaux-nés jusqu'à la *mort sénile* des dents, cette affection naturelle aux vieillards. Je n'ai pas cru devoir trop insister sur la thérapeutique, parce que c'est affaire spéciale des médecins, et que les mères ou nourrices qui croient trouver des ressources suffisantes contre les maladies de leurs enfants, dans les formules qu'elles trouvent toutes prêtes dans les livres, prétendent les interpréter toutes seules, et, toutes seules, en diriger l'application, ressemblent, à mon avis, à ces paysans maladroitement retors, se gaussant des gens de loi des villes, parce qu'ils ont chez eux un code civil, qu'ils lisent et relisent, persuadés qu'il suffit de l'apprendre par cœur pour défier madame Chicane et en avoir raison. Donc, abandonnons aux docteurs en médecine le soin de diriger les malades chez le pharmacien.

Quant aux dentistes, ils n'ont guère à s'occuper que de chirurgie, et, pour ne rien omettre ici, je vais, en quelques lignes, vous faire connaître les principales opérations qui constituent notre art.

La première et la plus commune, pendant trop longtemps, a été l'avulsion ou l'évulsion des dents, leur extraction, au moyen soit d'un instrument appelé *Clé de Garengeot*, soit d'une pince, d'un levier appelé *Pied de Biche*, etc. Aujourd'hui, grâce aux progrès de l'odontologie, les opérations d'arrachement sont plus rares ; les moyens prophylactiques et curatifs se combinent souvent de façon à permettre de guérir le mal sans arracher la dent ; les soins d'hygiène, mieux entendus que jadis, préviennent aussi de nombreuses affections et l'étude plus approfondie de l'anatomie dentaire a permis de fixer d'une manière à peu près certaine la diagnostic. Quoiqu'il en soit, l'art du dentiste ne saurait se borner à l'extraction des dents ; il leur faut savoir les traiter avant tout ; de là un certain nombre d'opérations très intéressantes, mais difficiles, et demandant infiniment d'habileté, d'assurance, de prudence. Il y a, parmi ces opérations, le *nettoyage* des dents qui s'effectue à l'aide d'une *rugine*, sorte de raclette de telle ou telle forme ; le *limage*, la *cautérisation*, le *plombage*, l'*excision* des dents qui consiste dans la décapitation, le découronnement d'une dent à l'aide d'une pince coupante, le *redressement* ; enfin, ne souriez pas, Mesdames, la *transplantation* des dents. Hélas ! oui on transplante les dents et si bien que quelques praticiens, utilisant ce moyen singulier de fortune, faisaient métier, il y a tantôt deux siècles, d'extraire à prix d'argent une dent saine pour la replacer de suite dans l'alvéole saignante de l'*acheteur*, qui en avait perdu une toute semblable de formes, mais malade. En France, on semble avoir renoncé à la transplantation des dents; mais en Angleterre et en Allemagne, cette prothèse jouit encore de quelque faveur.

Puisque je viens de hasarder le mot de prothèse, je vais vous en expliquer le sens et vous faire connaître quelques-uns des merveilleux résultats qu'elle a produits. La prothèse, en médecine, est l'art de remplacer une partie naturelle du corps par une partie artificielle ou un instrument qui puisse y suppléer. La prothèse dentaire a donc pour but de remplacer les dents, les mâchoires, même les tissus membraneux de la bouche, par les dents, des mâchoires ou des membranes imitées et faites avec telle ou telle substance : ivoire, os, émail, porcelaine, caoutchouc, etc. Cette partie de l'odontologie, qu'on appelle avec raison *odontotechnie*, n'est pas moderne ; dans l'antiquité, on avait grand soin des dents, et il existait déjà des moyens d'en réparer la perte par des dents postiches. De nos jours, on est arrivé à la perfection, en matière d'imitation des râteliers et même de toutes les parties du corps. Des mécaniciens se sont voués à la fabrication d'appareils si ingénieux que souvent ils trompent l'œil le plus exercé, et pour ma part il m'est souvent arrivé, en examinant certaines bouches, d'hésiter, à première vue, à reconnaître les pièces artificielles qui s'y trouvaient.

Et cependant l'*odontotechnie* n'a pas dit son dernier mot et chaque jour lui permet d'accomplir de nouvelles merveilles. A notre époque, grâce à ces progrès incessants, la prothèse dentaire est accessible à toutes les bourses et satisfait à toutes les exigences. Dans nos ateliers de Paris, Lyon et Saint-Etienne, nous faisons faire des pièces parfaites et que nous pouvons livrer à soixante pour cent au-dessous des anciens prix.

VII.

HYGIÈNE.

Ou je me trompe fort, Mesdames, ou il ne me reste que bien peu de choses à dire sur la nécessité impérieuse des soins que réclament les dents à tous les âges. Si j'ai pu appeler la bouche le vestibule des organes digestifs, vous comprendrez combien il importe que les dents, destinées à saisir, déchirer et broyer les aliments, soient tenues constamment en bon état pour accomplir le travail important de la mastication. De la préparation irrégulière du bol alimentaire dépendent la plupart des accidents gastriques. Une mauvaise digestion suffit pour porter le désordre et la perturbation la plus profonde dans toute l'économie ; les indigestions, les gastrites n'ont pas d'autres causes, souvent, qu'une mastication imparfaite. Or, comment arriverait-on à triturer convenablement les aliments solides, avec des mâchoires dégarnies ou ne portant plus que des dents malsaines, gâtées, branlantes, mal plantées dans des gencives atrophiées, ulcéreuses, douloureuses, dans des alvéoles cariées, nécrosées ? Donc, il est indispensable de suivre avec la plus grande régularité les soins d'hygiène si faciles, si commodes, si importants.

Et cependant, longtemps encore les praticiens joueront le rôle décevant de la Cassandre troyenne et crieront en vain contre les négligences et l'indifférence de la plupart des gens pour la santé de leurs mâchoires. Des gastrites, des dyspepsies, des indigestions tourmenteront par milliers les négligents et les indifférents avant que la nécessité de l'hy-

giène dentaire soit bien comprise et universellement prati-
quée. Tous les jours, dans mon cabinet, je trouve de ces
malheureux édentés ou près de l'être, qui, aux observations
que je leur adresse, répondent flegmatiquement :

« A quoi bon faire arranger les dents, les soigner, les
« nettoyer? Cela ne sert à rien. Laissons faire ce qu'on ne
« saurait empêcher, etc., etc., etc. »

Cela ne sert à rien ! Vous êtes, pauvres sceptiques de l'art
du dentiste, dans la plus grande, la plus regrettable, la plus
dangereuse erreur, et cette erreur, si vous y persistez, aura
bientôt les plus funestes conséquences. A quoi servent vos
dents, sinon à triturer les aliments, la nourriture, la vie, en
un mot. Et si vous perdez vos dents, n'en résultera-t-il pas
toutes les maladies de l'estomac produites par une alimentation incomplète? Vous êtes jeunes, m'objectez-vous ; vos
organes ont des forces plus que suffisantes ; soit ! Mais vous
vieillirez, et lorsque vos appareils digestifs n'auront plus la
chaleur nécessaire à leur dilatation, vous ne pourrez plus in-
gérer ces bols imparfaits dont vous êtes fiers aujourd'hui.
Alors, vos estomacs fatigués, incessamment irrités par la
mauvaise mastication, se délabreront ; adieu la santé, adieu
la vie.

Je le dis, Mesdames, avec la conviction que me donnent
des études spéciales, assidûment suivies et une expérience
déjà longue. Sauf de rares exceptions, toutes les maladies
des dents prises à temps sont guérissables : qu'on n'attende
donc pas, pour aller chez le dentiste, qu'une chronicité in-
curable ait remplacé une affection passagère et sans importance à ses débuts.

Et puis, je le répète et le répéterai toujours : s'il y avait
quelque danger, seulement quelque embarras, à soigner sa
bouche et ses dents ; mais non, vraiment : l'hygiène den-

taire consiste presque uniquement dans des soins de propreté. Exige-t-elle un train particulier d'outils, d'ustensiles, de drogues, de poudres, d'élixirs? Pas davantage. Une brosse simplement; puis, — ici, permettez-moi de prêcher pour ma paroisse avec d'autant plus d'indépendance que *les produits de la maison Duchesne sont universellement réputés pour leur supériorité incontestée,* — puis avec la brosse, un flacon de notre élixir, un pot de notre miel prophylactique, et c'est tout.

Du reste, permettez-moi de vous tracer en quelques lignes les lois si simples de l'hygiène dentaire :

Les dents de première dentition n'ont pas généralement besoin de soins de propreté, à moins qu'elles ne soient cariées, et, dans ce cas, on doit les brosser souvent, soigneusement, pour arrêter les progrès de la maladie. Ce n'est guère qu'à l'âge de 7 à 8 ans, c'est-à-dire à l'époque d'éruption des secondes dents, qu'on doit faire prendre aux enfants l'habitude du nettoyage des dents. Non seulement la brosse douce, imbibée d'eau légèrement aromatisée avec l'élixir de Duchesne, suffira pour empêcher les dents de se gâter, mais encore pour arrêter les progrès de la carie. Et cette précaution si facile aura d'autres résultats encore ; elle servira à maintenir les dents et la bouche dans un état constant de pureté et de fraîcheur. Si le tartre fait invasion, quoi de plus simple que de le faire détacher par le dentiste, quel que soit l'âge de l'enfant.

Car les soins qu'on doit à la bouche sont de tous les âges. Il conviendrait même que les dents fussent détergées après chaque repas pour en enlever les résidus d'aliments. Les cure-dents en plumes sont les meilleurs. On doit attentivement empêcher l'accumulation de ce limon visqueux, jaunâtre qui, si l'on n'y prend garde, ne tardera pas, en se solidiffant, à envahir la couronne tout entière ; ce qui ne saurait arriver si l'on a soin d'enlever tous les matins la couche limoneuse qui s'est formée pendant la nuit.

Les personnes délicates de constitution, lymphatiques, chlorétiques, valétudinaires, alors même qu'elles auraient de belles et bonnes dents, sont tenues à plus de précautions. Quant à celles qui portent des dentiers artificiels, elles doivent être constamment attentives à en conserver la propreté.

Je n'hésite pas à faire l'éloge de l'*eau* et du *miel prophylactiques*, car, je le répète, leur réputation est faite depuis longtemps. Quant à la manière de s'en servir, elle est des plus commodes. Pour le miel, il faut en prendre la grosseur d'une aveline, avec une brosse humide, et faire une friction dans tous les sens, de manière à atteindre toutes les dents ; puis on prend, pour se rincer la bouche, un peu d'eau tiède ou froide, suivant qu'on le pourra supporter, et dans laquelle on fera tomber quelques gouttes d'*eau prophylactique* ou toute autre liqueur spiritueuse.

On peut user de cet excellent produit dans la plupart des affections morbides des gencives : scorbut, aphthes, ulcères, etc. Il tonnifie les tissus muqueux, raffermit les dents ébranlées par l'inflammation ; empêche la formation du tartre qui, par son enduit limoneux, ronge et altère les dents blanches sans nuire à l'émail ; avive le coloris des gencives et les fait briller du plus vif incarnat ; maintient la bouche fraîche, surtout chez les personnes qui font usage du tabac, etc.

L'*eau prophylactique* n'est pas moins efficace. Elle convient à toutes les personnes, à tous les tempéraments. Je m'en sert quotidiennement, et toujours avec succès, contre

6

les engorgements des gencives et les haleines fortes. Elle entretient les dents propres, saines et luisantes. Il suffit d'imbiber un peu de coton de cette liqueur et de l'introduire dans la dent, une, deux ou trois fois. Les femmes enceintes, étant très exposées aux maux de dents, pourront en faire usage avec avantage. — Si on l'emploie comme dentifrice, on en versera dans un peu d'eau. On trempe dans cette eau une brosse à dents, et on s'en frotte les dents à plusieurs reprises ; on se servira d'une éponge fine pour les gencives ; cette eau dissipe les engorgements occasionnés par le sang, donne à la bouche une fraîcheur et un parfum très agréable. — On peut recommander avec confiance cette eau aux personnes chez qui la putridité de l'haleine est éventuelle, à certaines époques chez les dames. — Quelques gouttes dans un peu d'eau, avec laquelle on se gargarise, dissipent le pâteux et l'amertume de la bouche.

Les conseils d'hygiène que je crois d'autant plus utile de vous donner, chères lectrices, qu'ils complètent de la façon la plus opportune cette brochure, ne seraient pas complets si je ne disais un mot des brosses et des moyens de les choisir : avant tout, qu'elles soient de première qualité et que les crins en soient d'autant moins durs que les gencives sont plus molles. S'il en était autrement, on blesserait infailliblement ces parties, et il serait impossible de pénétrer dans les espaces si étroits des dents entr'elles.

Après avoir brossé les dents en dedans et en dehors, on peut très bien les brosser à leur face antérieure en faisant des demi-mouvements de rotation de bas en haut pour les inférieures, et de haut en bas pour les supérieures.

Le limon s'enlève beaucoup plus facilement de cette manière, au collet et dans les interstices des dents, que par le frottement ordinaire de droite à gauche et de gauche à droite.

Un mot des cure-dents :

Les meilleurs, ainsi que je l'ai dit, sont ceux faits en plume d'oie neuve. Leur nom indique leur usage. Mais on ne doit s'en servir qu'autant que quelque corps étranger s'est introduit entre les dents et que l'on ne peut le détacher avec la langue. C'est la seule circonstance pour laquelle on puisse rationnellement l'employer. Il faut tourmenter le moins possible les dents et surtout les gencives avec ces petits instruments

---

Et maintenant, Mesdames, mon œuvre est achevée ; daignez l'accueillir favorablement : soyez indulgentes, du moins, pour l'humble *Dentiste du Foyer*.

Ces sommaires lois de l'hygiène par lesquelles j'ai dû terminer, et sur lesquelles j'appelle toute votre attention, peuvent se résumer en peu de mots :

« L'hygiène peut consister presque uniquement dans la « propreté. »

Eh bien, même réduite à cette simplicité, elle suffit souvent pour prévenir toutes les affections : « Qui a de mau- « vaises dents, mastique imparfaitement ; qui mastique « imparfaitement, digère mal ; qui digère mal, est ma- « lade. »

Un dentiste célèbre, à qui l'on amenait pour la première fois une jeune personne de 16 ans, dit, avant de l'examiner : *Ou je n'ai presque rien à faire, ou tout est perdu.*

C'est par cette vérité ingénieuse et profonde que je finis.

TABLE DES MATIÈRES

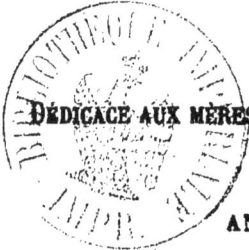

Troisième partie.

DEUXIÈME DENTITION.

Quatrième partie.

PATHOLOGIE, THÉRAPEUTIQUE, CHIRURGIE ET HYGIÈNE DENTAIRES.

SAINT-ÉTIENNE, IMP. Vᵉ THÉOLIER ET Cᵉ

www.ingramcontent.com/pod-product-compliance
Lightning Source LLC
Chambersburg PA
CBHW050623210326
41521CB00008B/1356